essentials liefern aktuelles Wissen in konzentrierter Form. Die Essenz dessen, worauf es als „State-of-the-Art" in der gegenwärtigen Fachdiskussion oder in der Praxis ankommt. *essentials* informieren schnell, unkompliziert und verständlich

- als Einführung in ein aktuelles Thema aus Ihrem Fachgebiet
- als Einstieg in ein für Sie noch unbekanntes Themenfeld
- als Einblick, um zum Thema mitreden zu können

Die Bücher in elektronischer und gedruckter Form bringen das Fachwissen von Springerautor*innen kompakt zur Darstellung. Sie sind besonders für die Nutzung als eBook auf Tablet-PCs, eBook-Readern und Smartphones geeignet. *essentials* sind Wissensbausteine aus den Wirtschafts-, Sozial- und Geisteswissenschaften, aus Technik und Naturwissenschaften sowie aus Medizin, Psychologie und Gesundheitsberufen. Von renommierten Autor*innen aller Springer-Verlagsmarken.

Sarah Barbara Zwingelberg

Diagnostik und chirurgische Therapie kindlicher Hornhauttrübungen

Überblick für Fachärzt*innen der Augenheilkunde und Pädiatrie

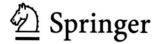 Springer

Sarah Barbara Zwingelberg
Zentrum für Augenheilkunde
Universitätsklinik Köln
Köln, Deutschland

ISSN 2197-6708   ISSN 2197-6716   (electronic)
essentials
ISBN 978-3-662-66265-6   ISBN 978-3-662-66266-3   (eBook)
https://doi.org/10.1007/978-3-662-66266-3

Die Deutsche Nationalbibliothek verzeichnet diese Publikation in der Deutschen Nationalbiblio-
grafie; detaillierte bibliografische Daten sind im Internet über http://dnb.d-nb.de abrufbar.

Planung/Lektorat: Susanne Sobich
Springer ist ein Imprint der eingetragenen Gesellschaft Springer-Verlag GmbH, DE und ist ein Teil
von Springer Nature.
Die Anschrift der Gesellschaft ist: Heidelberger Platz 3, 14197 Berlin, Germany

Was Sie in diesem *essential* finden können

- Einführung in die zielorientierte Anamnese und Diagnostik bei kongenitalen Hornhauttrübungen
- Komprimierte aber ausführliche Darstellung der wichtigsten Krankheitsbilder im Kindesalter bei kongenitalen Hornhautrübungen und deren Differentialdiagnosen inklusive farblicher Illustrationen.
- Aktuelle und wissenschaftlich aufgearbeitete Therapie-Optionen bei den jeweiligen spezifischen angeborenen Honhaut- Erkrankungen.

In Liebe für meine Mama und meinen Bruder.
In großer Dankbarkeit für die stetige, lehrreiche und geduldige Unterstützung durch
Herr Prof. Dr. med. Claus Cursiefen und Herr Prof. Dr. med. Björn Bachmann.

Köln, 06. August 2022

Vorwort

Die vorliegende Arbeit soll Ihnen einen komprimierten Überblick zur Diagnostik, Klinik, Genetik und die aktuellen Behandlungsmöglichkeiten von kongenitalen Hornhauttrübungen und Dysgenesie des vorderen Augenabschnitts vermitteln Hierfür erfolgte eine Literaturrecherche auf „Pubmed". Zudem werden in diesem Buch eigene klinische Daten präsentiert, um Ihnen einen optimalen, wissenschaftlich aktuell aufgearbeiteten und kliniksnahen Einblick in die spannende Materie der kongenitalen Hornhauttrübungen zu geben.

Sarah Barbara Zwingelberg

Inhaltsverzeichnis

Einleitung

1

Hornhauttrübungen bei Kindern können erworben oder angeboren sein. Sind sie bereits angeboren oder treten sie in den ersten Lebensjahren auf, müssen Diagnose und Therapie schnell erfolgen, um die drohende Amblyopie so gering wie möglich zu halten. Vor allem bei angeborenen Hornhauttrübungen können chirurgische Eingriffe sinnvoll sein. Bei der Entscheidung über die Operation müssen viele Besonderheiten der kindlichen Situation berücksichtigt werden, um die optimale Versorgung des Kindes bestimmen zu können.

Ziele der hornhautchirurgischen Versorgung von Kindern sind:

- Eine möglichst rasche Verbesserung der optischen und refraktiven Eigenschaften der Hornhaut.
- Ein möglichst geringer Nachsorgeaufwand, um die Zahl der Narkoseuntersuchungen oder Revisionseingriffe in Narkose zu minimieren.
- Minimierung des operativen Traumas, z. B. durch eine lamelläre Transplantation, um das Risiko von sekundären Augeninnendruckerhöhungen, Abstoßungen oder einer Wunddehiszenz zu minimieren.

Übersicht
Folgende Faktoren müssen bei der OP-Entscheidung Berücksichtigt werden

- Ursache und genaue Lokalisation der Hornhauttrübung.
- Vorliegen weiterer Erkrankungen der Augen.

© Der/die Autor(en), exklusiv lizenziert an Springer-Verlag GmbH, DE, ein Teil von Springer Nature 2022
S. B. Zwingelberg, *Diagnostik und chirurgische Therapie kindlicher Hornhauttrübungen,* essentials, https://doi.org/10.1007/978-3-662-66266-3_1

- Allgemeine Erkrankungen des Kindes mit Auswirkungen auf die Narkosefähigkeit und die postoperative Untersuchbarkeit.
- Soziale Umstände des Kindes mit potentiellen Auswirkungen auf die postoperative Therapie, die notwendigen Kontrollen und die eventuelle Notwendigkeit einer Okklusionstherapie.
- Vorübergehende operationsbedingte Sehverschlechterung mit Zunahme der Amblyopie.

Die Sehschärfe spielt eine wesentliche Rolle für die altersgemäße Entwicklung des kindlichen Neuroverhaltens und damit für die langfristige Lebensqualität des Patienten und seiner Angehörigen [1, 2]. Die frühzeitige Erkennung und Behandlung von visusschärferelevanten Pathologien ist besonders wichtig, um eine langfristige restriktive Amblyopie zu vermeiden oder zu reduzieren. Die Hornhaut ist eine der wichtigsten anatomischen Ursachen für Blindheit oder schwere Sehbehinderung bei Kindern weltweit [3, 4].

Die Ätiologie angeborener Hornhauttrübungen bei Kindern ist vielfältig. Die Inzidenzen sind je nach Region sehr unterschiedlich. Bei nicht-traumatischen und nicht-infektiösen angeborenen Hornhauttrübungen im Kindesalter muss zwischen Dystrophien (in der Regel bilateral), Dysgenesien (unilateral und bilateral) und Stoffwechselstörungen unterschieden werden. Einen sehr guten Überblick über die Klassifizierung von Hornhautdystrophien bietet die internationale Klassifikation der Hornhautdystrophien (IC3D- Klassifikation) [1, 2].

Die Therapie von Hornhauttrübungen (beim Kind) war lange Zeit auf konservative Behandlungsmöglichkeiten beschränkt. Nach der Beschreibung der ersten erfolgreichen Keratoplastik am Menschen durch Eduard Konrad Zirm im Jahre 1905 war die Keratoplastik bei Kindern aufgrund der anfangs geringen Erfolgsraten lange Zeit kontraindiziert [5–8]. Parallel zur Weiterentwicklung der modernen Hornhautchirurgie und damit auch der lamellären Keratoplastik-Techniken wurden stetig bessere postoperative Ergebnisse gezeigt, so dass die Hornhautchirurgie heute eine wichtige Säule in der Behandlung von angeborenen und kindlichen Hornhauttrübungen darstellt [5–9].

Die präoperative Diagnostik und die postoperative Therapie erfordern eine enge interdisziplinäre Zusammenarbeit zwischen Pädiatrie, Humangenetik und Augenheilkunde, aber auch der Neurophysiologie.

Im Folgenden wird auf der Basis einer Literaturrecherche auf „Pubmed" und anhand eigener klinischer Beispiele ein aktueller strukturierter Überblick und Leitfaden zu Klinik, Diagnostik, Genetik und Therapie der wichtigsten primären und sekundären Hornhauttrübungen geboten.

Anamnese, Untersuchung und Diagnostik 2

Die Anamnese und Diagnostik erfolgt analog zu den Erwachsenen. Der zeitliche und personelle Aufwand für die Untersuchung ist jedoch wesentlich intensiver und nicht selten werden Narkoseuntersuchungen durchgeführt, um die richtige Diagnose und Therapie zu stellen.

2.1 Anamnese

Da die Untersuchung der jungen Patienten oft eine Herausforderung darstellt, ist eine gründliche Anamneseerhebung von großer Bedeutung. Zu den von den Eltern wahrgenommenen Anzeichen, die auf eine Hornhauttrübung hinweisen können, gehören Photophobie und Blepharospasmus, Nystagmus, Strabismus, Epiphora, Augenreiben, vermehrtes Schreien und „Trübung" oder „Ergrauen" der Hornhaut. Neben der gründlichen Augen- und Allgemeinanamnese (einschließlich Vorentwicklung, pädiatrischer und humangenetischer Vorabklärung) liefert auch die Familienanamnese wichtige Hinweise auf die Ursache der Hornhauttrübung. Darüber hinaus ist der Verlauf der Schwangerschaft (u. a. mögliche Infektionen, Medikamenteneinnahme der Mutter) und der Geburt (mögliches Trauma/Zangengeburt, Gestationsalter, Geburtsgewicht, das Vorhandensein einer Frühgeborenen- Retinopathie) von Interesse [9]. Die Aufklärung des nahen sozialen Umfeldes des Kindes über die Diagnose und die Behandlungsmöglichkeiten ist ebenfalls sehr wichtig für die Planung, im Hinblick auf damit verbundene Schritte wie der zuverlässigen Anwendung von Therapeutika, das Einsetzen/Wechseln von Kontaktlinsen, die Okklusionstherapie, die Vermeidung von Augenreiben, die Koordination von Verlaufskontrollen, da dies auch für die

© Der/die Autor(en), exklusiv lizenziert an Springer-Verlag GmbH, DE, ein Teil von Springer Nature 2022
S. B. Zwingelberg, *Diagnostik und chirurgische Therapie kindlicher Hornhauttrübungen*, essentials, https://doi.org/10.1007/978-3-662-66266-3_2

Familie des Patienten eine erhebliche Belastung und einen zusätzlichen Stressfaktor darstellen kann und daher auch eine entsprechende Compliance erforderlich macht. [9].

> • **MERKE: Anzeichen für eine Hornhauttrübung bei Kindern können sein:**
> - Photophobie
> - Blepharospasmus
> - Epiphora
> - Augenreiben
> - vermehrtes Schreien
> - „Trübung" oder „Ergrauen" der Hornhaut
> - Nystagmus
> - Strabismus

2.2 Untersuchung und weitere Diagnostik

Die Untersuchung der Sehfunktion einschließlich der Erhebung der Refraktionswerte, sowie der Stellung und Beweglichkeit der Augen muss bei Neugeborenen und Kindern im Hinblick auf die Notwendigkeit einer Brillen- oder Kontaktlinsenanpassung und einer eventuell notwendigen Okklusionstherapie immer standardmäßig durchgeführt werden. Die orientierende Untersuchung liefert darüber hinaus erste Hinweise auf eine mögliche Auffälligkeit des Gesichts, der Lidspalte und des vorderen Augenabschnitts.

Bei der Untersuchung sollten auch das Fixationsverhalten, die Lichtreaktion, ein eventueller Nystagmus und der Fundusreflex beurteilt werden. Bei der Beurteilung der Hornhaut ist es besonders wichtig, ob die Trübung ein- oder beidseitig vorliegt, welche Schichten der Hornhaut und der dahinter gelegenen Strukturen des Auges in welchem Ausmaß betroffen sind und wie hoch das Sehvermögen des Auges ist. Während eine orientierende Untersuchung am wachen Patienten meist gut möglich ist, kann die weitere Untersuchung unmittelbar nach der Nahrungsaufnahme am ruhigeren oder sogar schlafenden Patienten hilfreich sein [9].

Wenn möglich, sollten eine (Hand-)Spaltlampenmikroskopie (mit und ohne Fluoreszein), eine indirekte Ophthalmoskopie, eine Messung des Augeninnendrucks z. B. mittels Rebound-Tonometrie und – ggf. bei Hornhauttrübungen – eine Sonographie (A- und B-Bildmessung) durchgeführt werden. Da die Rebound-Tonometrie bei Kindern mit den hier beschriebenen Erkrankungen zwar praktikabel, aber oft auch fehleranfällig ist, ist die Palpation des Augeninnendrucks als Gegenkontrolle sinnvoll [10]. Wenn eine makroskopische Aufnahme oder sogar eine spaltlampenmikroskopische Aufnahme möglich und erfolgreich ist, kann der Untersucher die Pathologie ohne weitere Belastung des jungen Patienten genauer beurteilen. Bilder mit optischer Kohärenztomographie (derzeit Swept-Source OCT) sowie intraoperative mikroskopintegrierte OCT-Geräte (MI-OCT) können noch mehr Informationen liefern [11–15].

Das OCT stellt hierbei ein berührungsloses und hochauflösendes Verfahren dar und kann heute innerhalb weniger Sekunden auch am Kleinkind durchgeführt werden. Die Auswertung dieser tomographischen Daten ermöglicht eine Beurteilung der Hornhaut einschließlich der Stärke und Tiefe der Trübung, des Astigmatismus, der Hornhautdicke, der Vorderkammertiefe sowie eine Beurteilung der dahinter liegenden Strukturen des Auges, einschließlich des Kammerwinkels, der Iris und der Linse mit möglichen Verwachsungen.

Darüber hinaus liefert die Messung der Hornhautradien und eventuell der Achsenlänge des Auges mithilfe eines A-Bildes wichtige Hinweise auf das Vorliegen eines Glaukoms. Untersuchungstechniken mit direktem Augenkontakt wie Gonioskopie, Ultraschall-Biomikroskopie (UBM) und Pachymetrie oder tonometrische Methoden (z. B. Schiötz- oder Goldmann-Tonometrie) sind oft kaum möglich und stellen eine zusätzliche Belastung für den kleinen Patienten dar. Letztlich erfordert die eingehende Untersuchung des Neugeborenen oder Kindes einschließlich der weiteren Diagnostik oft eine Vollnarkose und kann nach Abwägung des Narkoserisikos geplant werden.

> • **MERKE:** Die zusätzliche Untersuchung von Eltern, Geschwistern und anderen Bezugspersonen kann hier wichtige Zusatzinformationen liefern. In diesem Zusammenhang kann die genetische Testung weitere grundlegende wichtige Informationen für die korrekte Diagnosefindung liefern und damit wesentlich zur Verbesserung der Therapie sowohl der okulären als auch der systemischen Pathologie beitragen. Auch

die Entwicklung neuer, genotypspezifischer Therapien spielt daher eine
zunehmend wichtige Rolle [16, 17].

Übersicht
Wichtige Untersuchungen beim Kind zur Diagnosefindung:

- Fixationsverhalten
- Lichtreaktion
- Vorhandensein eines eventuellen Nystagmus
- Fundusreflex
- Bei Hornhauttrübungen: Welche Schicht ist betroffen?
- Sind weitere Augenstrukturen betroffen?
- Messung Augeninnendruck z. B. mittels Rebound-Tonometrie
- Erstellung von makroskopischen Aufnahmen oder sogar eine spaltlam-
  penmikroskopische Aufnahme
- Nach Möglichkeit Durchführung einer optischer Kohärenztomographie
- Ggf. Sonographie (A- und B-Bildmessung)
- Ggf. Narkose- Untersuchung

Klinik und Genetik

3

Die Ursachen und die Klinik von angeborenen und kindlichen Hornhauttrübungen sind vielfältig. Eine mögliche Einteilung der kongenitalen Hornhauttrübung ist die Einteilung nach Nischal und Kollegen [16, 18]. Bei dieser Klassifizierung wird zwischen primären und sekundären Hornhauterkrankungen unterschieden (vgl. Tab. 3.1).

3.1 Primäre Hornhauterkrankung

Bei den primären Hornhauterkrankungen wird zwischen Dystrophien, Dermoiden, peripherer Sklerokornea und CYP1B1-Zytopathie unterschieden.

3.1.1 Hornhautdystrophien

Die Hornhautdystrophien und damit auch die damit verbundenen kongenitalen und kindlichen Dystrophien sind in der aktuellen IC3D-Klassifikation beschrieben [1, 2].

Die meisten Hornhautdystrophien beeinträchtigen die Sehschärfe meist erst jenseits des amblyopie-relevanten Alters. Im Folgenden werden ausgewählte Dystrophien, bei denen eine operative Behandlung im frühen Kindesalter indiziert sein kann, näher besprochen.

Posteriore polymorphe Hornhautdystrophie (PPCD)
Die posteriore polymorphe Hornhautdystrophie (PPCD) ist eine endotheliale Hornhautdystrophie, die häufig asymmetrisch auftritt. Eine Sehbehinderung bei der Geburt ist jedoch selten, und das Fortschreiten erfolgt langsam über viele

© Der/die Autor(en), exklusiv lizenziert an Springer-Verlag GmbH, DE, ein Teil von Springer Nature 2022
S. B. Zwingelberg, *Diagnostik und chirurgische Therapie kindlicher Hornhauttrübungen*, essentials, https://doi.org/10.1007/978-3-662-66266-3_3

Tab. 3.1 Übersichtstabelle der primären und sekundären kindlichen Hornhauttrübungen

Primäre Hornhauterkrankung	Hornhautdystrophien	• Posteriore polymorphe Hornhautdystrophie (PPCD) • Kongenitale hereditäre endotheliale Dystrophie (CHED) • Kongenitale hereditäre Stroma-Dystrophie (CHSD) • X-chromosomale endotheliale Hornhautdystrophie (XECD)
	Hornhautstrukturdefekte aufgrund von Dermoiden	
	CYP1B1 Zytopathie	
	Periphere Sklerokornea	
Sekundäre Hornhauterkrankungen: Entwicklungsanomalien des vorderen Segments	Irido-korneale Dysgenesie	• Peters-Anomalie • Aniridie • Kolobome
	Irido-trabekuläre Dysgenesie	• Axenfeld Rieger Syndrom • Embryotoxon posterius • Aniridie
	Ektasie des vorderen Segments	• Keratokonus
	Brittle Cornea Syndrom	
	Mikrokornea	
	Primäres kongenitales Glaukom	
	Intracorneale Zyste	
Erworbene, sekundäre Hornhauterkrankung	Stoffwechselerkrankung	• Mukolipidose • Mukopolysaccharidosen • Cystinose • LCAT-Mangel • Tyrosinämie • Typ 2, X-chromosomale Ichthyose • lipososmale Speicherkrankheiten • Morbus Fabry
	Trauma	• z. B. Zangengeburt, Amniozentese-Verletzung
	Infektiöse Keratitis	• virale und bakterielle Infektionen • Infektionen durch Pilze und Protozoen

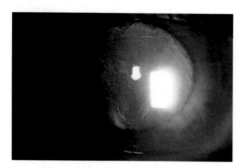

Abb. 3.1 Klinisches Bild der posterioren polymorphen Hornhautdystrophie (PPCD) bei einem 14-jährigen Patienten: Deutlich sichtbare endotheliale schneckenspurartige Veränderungen, die sich am besten in regressivem Licht beurteilen lassen. Erstveröffentlicht in „Die Ophthalmologie" DOI: https://doi.org/10.1007/s00347-022-01587-6

Jahrzehnte. Die Spaltlampe zeigt retrokorneale geografische Ablagerungen der Descemet-Membran mit teilweise Bläschen und schneckenartigen Veränderungen (vgl. Abb. 3.1).

In einigen Fällen von PPCD wurden Hornhautektasien oder periphere iridokorneale Adhäsionen und Glaukome beschrieben. Die Krankheit wird autosomal-dominant vererbt, meist durch heterozygote Mutationen in der 5´UTR-Promotorregion c.-307 T>C des *OVOL2*-Gens [20]. Im menschlichen Hornhautendothel konnte keine *OVOL2*-Expression nachgewiesen werden, doch befinden sich im *OVOL2*-Promotor mehrere Bindungsstellen für im Hornhautendothel exprimierte Transkriptionsfaktoren. Das genetisch heterogene Krankheitsbild kann auch durch Mutationen in den Genen *COL8A2*, *ZEB1* und *GRHL2* auf dem langen Arm des Chromosoms 20q11 verursacht werden [2, 16, 19, 21, 22].

Kongenitale hereditäre endotheliale Dystrophie (CHED)
Bei der kongenitalen oder perinatalen CHED zeigt sich beidseitig ein teilweise sehr ausgeprägtes Hornhautödem (zentrale Hornhautdicke von bis zu 1000 μm und mehr) in Kombination mit einer diffusen milchglasartigen Hornhauttrübung unterschiedlichen Schweregrades (vgl. Abb. 3.2). Dies ist in der Regel die Folge einer terminalen Fehldifferenzierung der Endothelzellen. Als Folge dieser Fehldifferenzierung wird bei CHED-Patienten die Entstehung eines Stromaödems begünstigt, wobei das *SLC4A11*-Gen eine wesentliche Rolle zu spielen scheint, da es für das

Bicarbonate Transporter-Related Protein-1 (BTR1) kodiert, das als Natrium-Borat-Cotransporter physiologischerweise überschüssiges Wasser mit den notwendigen Nährstoffen für die Hornhaut aus dem Stroma herauspumpt [18, 19, 23].

Bei CHED ist BTR-1 häufig in seiner Funktion stark eingeschränkt, was unweigerlich zu einer Trübung der Hornhaut führt. Darüber hinaus zeigen die Endothelzellen bei CHED ein fibrotisches Remodeling, was die Transparenz der Hornhaut zusätzlich negativ beeinflusst [24]. Auch die Descemet-Membran sowie häufig die Bowman-Membran sind bei CHED verdickt und es kann zu einer Vaskularisation und Bandkeratopathie der Hornhautoberfläche kommen.

Die daraus resultierende eingeschränkte Sehschärfe kann zu einem Nystagmus und einer Amblyopie führen.

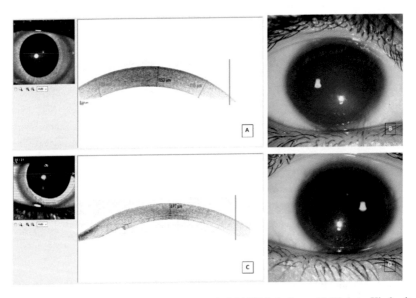

Abb. 3.2 Prä- und postoperative Befunde nach DSAEK bei einem 13-jährigen Kind mit kongenitaler hereditärer endothelialer Dystrophie (CHED): Die präoperative spaltlampenmikroskopische Aufnahme zeigte eine ausgeprägte, diffuse milchige Trübung des Hornhautstromas (B) mit Verdickung der Hornhaut auf über 1153 μm im durchgeführten Vorderabschnitts- OCT. Die Hornhaut erschien bereits 2 Wochen nach der DSAEK klarer (D). Die zentrale Hornhautdicke reduzierte sich postoperativ auf 697 μm ab (C) mit schön anliegender DSAEK Lamelle (C)

Wie oben beschrieben, bilden homozygote oder compound heterozygote Mutationen im *SLC4A11*-Gen 4 mit autosomal-rezessivem Vererbungsmuster die genetische Grundlage [2]. Eine bestehende Blutsverwandtschaft erhöht somit das Risiko für das Auftreten von CHED.

Kongenitale hereditäre Stroma-Dystrophie (CHSD)

CHSD ist eine sehr seltene, allenfalls langsam fortschreitende angeborene Dystrophie des Hornhautstromas. Bei normaler Hornhautoberfläche zeigt sich eine diffuse Trübung des verdickten Hornhautstromas mit weißlichen Ablagerungen auf beiden Seiten [25]. CHSD wird durch Mutationen im Decorin-Gen *DCN* verursacht und ist autosomal-dominant segregiert [2].

In der Literatur wurden bisher fünf verschiedene heterozygote Frameshift-Mutationen beschrieben, die zu einem vorzeitigen Stopp mit C-terminaler Verkürzung des Proteins führen und sich alle im Exon 8 des *DCN*-Gens befinden [26]. Dies legt nahe, dass Exon 8 ein Mutations-Hotspot ist und einen funktionell wichtigen Bereich des Decorin-Proteins darstellt.

Decorin ist ein leucinreiches Proteoglykan, das als Bestandteil der extrazellulären Matrix an Kollagen Typ I und II sowie an TGF-ß und Fibronektin bindet, die Fibrillogenese und den Fibrillendurchmesser reguliert und somit eine wichtige Rolle bei der Hornhauttransparenzbildung spielt [26].

Es hat sich gezeigt, dass homozygote *DCN*-Mutationen keine Auswirkungen auf die Hornhauttransparenz haben, heterozygote Mutationen jedoch zu einer stromalen Hornhauttrübung führen [26]. Es wird vermutet, dass das heterozygot mutierte Decorin nicht richtig mit den Kollagenfibrillen interagieren kann und somit die Hornhauttrübung entsteht.

X-chromosomale endotheliale Hornhautdystrophie (XECD)

Die XECD ist sehr selten und wurde erstmals 2006 beschrieben [27]. Bereits bei der Geburt zeigt sich eine mattglasartige Trübung der Hornhaut mit mondkraterähnlichen Veränderungen an der Hornhautrückfläche. Die Veränderungen können alle Hornhautschichten betreffen. Mittels Mikrosatellitenanalyse wurde der vermutlich krankheitsverursachende Locus auf dem langen Arm von Chromosom 23, q25, kartiert [2].

Bei dem X-chromosomal-dominanten Vererbungsmuster können sowohl Männer als auch Frauen betroffen sein.

Übersicht
Wichtige und Amblyopie-relevante Hornhautdystrophien beim Kind im
Überklick:

- Posteriore polymorphe Hornhautdystrophie (PPCD)
- Kongenitale hereditäre endotheliale Dystrophie (CHED)
- Kongenitale hereditäre Stroma-Dystrophie (CHSD)
- X-chromosomale endotheliale Hornhautdystrophie (XECD)

3.1.2 Hornhautstrukturdefekte aufgrund von Dermoiden

Ein Dermoid ist ein angeborenes gutartiges Choristom mesodermalen oder ektodermalen Ursprungs.

Klinisch handelt es sich um eine glatte weißliche Raumforderung, die häufig am unteren temporalen Limbus lokalisiert ist (vgl. Abb. 3.3). Seltener betrifft die Läsion größere Teile der Hornhaut oder der Bindehaut und Sklera. Dermoide können zu einem Astigmatismus und Dellen führen oder sogar die optische Achse verdecken. Histologisch finden sich in der Regel Haar-Talgdrüsenkomplexe, die in dichtes Bindegewebe eingebettet sind [28]. Eine Mitbeteiligung von intraokularen Strukturen ist selten.

Dermoide können auch im Rahmen des Goldenhar-Gorlin-Syndroms auftreten, wobei die Pathophysiologie hier noch nicht ausreichend geklärt ist. Es hat

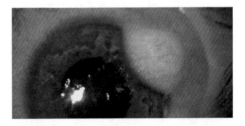

Abb. 3.3 Fünfjähriger Patient mit epibulbärem Dermoid und zunehmendem Astigmatismus und Oberflächenentzündung: Mikroskopisch war eine weißliche, erhabene, limbusüberschreitende tumoröse Raumforderung mit Haarwuchs zu erkennen Erstveröffentlicht in „Die Ophthalmologie" DOI: https://doi.org/10.1007/s00347-022-01587-6

sich jedoch gezeigt, dass eine Mutation am Genort 14q32 vorliegt, wobei es sich häufig um Spontanmutationen handelt [29]. In der Literatur werden sowohl autosomal dominante als auch autosomal rezessive Vererbungen beschrieben. Neben den Hornhautveränderungen können auch Veränderungen an der Netzhaut, am Sehnerv und an den Netzhautgefäßen beobachtet werden [30].

Bei einem Amblyopierisiko durch Verlegung der optischen Achse sollte eine Entfernung erfolgen, bei induziertem Astigmatismus muss eine Entscheidung in Abhängigkeit von der Unregelmäßigkeit der Hornhautverkrümmung, dem Ausmaß der Hornhautverkrümmung, dem Alter des Kindes und der Sehschärfe bzw. dem Fixationsverhalten oder dem Visusäquivalent getroffen werden.

3.1.3 CYP1B1 Zytopathie

Homozygote oder compound heterozygote Mutationen in CYP1B1 treten in Verbindung mit primärem kongenitalem Glaukom auf (siehe unten) und wurden auch mit Hornhauttrübungen assoziiert, die nicht allein durch erhöhten intraokulären Druck und korneale Adhäsion mit Iris und Linse assoziiert sind [31]. Die Krankheit wird autosomal rezessiv vererbt [31].

3.1.4 Periphere Sklerokornea

Die maximale Form der Stromaveränderungen bei Dysgenesie ist die Sklerokornea. Bei der Sklerokornea kommt es typischerweise zu einer beidseitigen Verschiebung des Limbus mit einer daraus resultierenden kleinen Hornhaut (Mikrokornea) oder sogar einem vollständigen Fehlen des Limbus. Die periphere Hornhaut ist oft nicht von der Sklera zu unterscheiden, das Zentrum ist manchmal etwas klarer als die Peripherie.

Die Oberfläche und das Stroma sind oft vaskularisiert, mit verändertem, abgeflachtem Epithel und einer fehlenden Bowmann-Lamelle sowie desorganisierten Kollagenfibrillen im Stroma, was die Trübung der Hornhaut erklärt. Gleichzeitig liegt regelmäßig eine Dysgenesie der Iris und des Ventrikelwinkels vor.

Eine Sklerokornea plana liegt bei einer flacher Hornhaut und einer Hyperopie vor und kann insbesondere aufgrund der zumeist sehr flachen Vorderkammer mit einem Glaukom assoziiert sein [31]. Nischal et al. empfehlen, den Begriff „Sklerokornea" für das bloße Vorhandensein einer vollständig getrübten Hornhaut zu vermeiden, da dies häufig zu Verwechslungen mit anderen Krankheitsbildern führt, und den Begriff ausschließlich für Fälle von peripherer Sklerokornea oder

Cornea plana (CNA) zu verwenden, welche autosomal dominant (CNA1) oder autosomal rezessiv (CNA2, Mutation im *KERA* Gen) vererbt wird. [18]. Mutationen in *FOXE3* scheinen ebenfalls das Auftreten von Sklerokornea zu begünstigen [32]. In der Literatur finde ich auch weitere Hinweise darauf, dass Mutationen in $RAD21^{C1348T}$ mit der Entwicklung von Sklerokornea in Verbindung stehen [33].

3.2 Sekundäre Hornhauterkrankungen: Entwicklungsanomalien des vorderen Segments

3.2.1 Irido-korneale Dysgenesie

Bei einer zentralen und damit potenziell chirurgischen Trübung aufgrund einer Dysgenesie kann die Trübung das Epithel, das Stroma und das Endothel einzeln oder in Kombination betreffen.

Dysgenesien des Hornhautendothels und gegebenenfalls des Stromas, bei denen der Limbus intakt ist, aber keine Mikrokornea vorhanden ist und die periphere Hornhaut oft klar ist, werden getrennt betrachtet. Diese Veränderungen treten in Verbindung mit Fehlbildungen des Kammerwinkels, der Iris und der Linse auf und werden als **Peters-Anomalie bezeichnet** (vgl. Abb. 4.3) [16, 18].

Die Peters-Anomalie weist eine Mutation im beta-1,3-Galaktosyltransferase-ähnlichen Gen *(B3GALTL)* sowie Mutationen in den kodierenden Genen *PAX6*, *PITX2*, *FOXC1* und *CYP1B1* auf. [34–37].

Heterozygote Mutationen in *FOXE3* scheinen ebenfalls eine Rolle zu spielen, obwohl nicht alle Fälle einer fehlgeschlagenen Linsen-Ektoderm-Separation auf *FOXE3*-Mutationen zurückzuführen sind. Ein primäres Linsenproblem kann zu extralentikulären Veränderungen wie einer Hornhauttrübung oder einem Glaukom führen. Eine fehlende oder unzureichende Differenzierung der Endothelzellen von den Mesenchymzellen und dementsprechend eine mangelnde Migration der Endothelzellen zwischen Stroma und Linsenbläschen führt zu einer Fehlentwicklung der Hornhaut und teilweise auch der Linse.

Wie bei allen Dysgenesien können die Erscheinungsformen sehr unterschiedlich sein mit einem zentral betonten Fehlen von Endothel und partieller Irisanlage (Peter-Anomalie Typ I) mit entsprechend zentral betonter Trübung bis zur vollständigen Anhaftung der Iris, einer Linsentrübung mit dann oft Anlage der Linse an der Hornhautrückfläche (Peter-Anomalie Typ II).

Beim Typ I der Peter-Anomalie findet sich häufig auch eine zentrale, exzentrische oder selten eine totale Trübung der Hornhaut bei gleichzeitiger Avaskularität der Hornhaut. Im Gegensatz dazu findet sich bei der Peter-Anomalie Typ II immer eine zentrale oder sogar totale Eintrübung der Hornhaut mit ausgeprägter Vaskularisation, die wahrscheinlich auf ein entwicklungsbedingtes Versagen der Trennung der invaginierenden Linsenblase vom darüber liegenden Oberflächenektoderm zurückzuführen ist. Klinisch zeigt sich neben der Hornhauttrübung gleichzeitig eine Verdünnung der Hornhaut, kombiniert mit einer Synechie der Iris im Kammerwinkel sowie einer Irido-Lentikulo-Hornhaut-Synechie und ggf. einer Linsenverschiebung und/oder -trübung.

Mit Hilfe der Ultraschallbiomikroskopie (UBM) und der optischen Kohärenztomographie des vorderen Augenabschnitts (VA-OCT) kann eine kataraktische Linse klinisch nachgewiesen werden, wobei die vordere Linsenkapsel an der Ansatzstelle meist nicht erkennbar ist.

Die Prognose der perforierenden Keratoplastik bei einer solchen Peters-Anomalie ist prinzipiell eher schlecht, insbesondere bei Typ II. Die Peters-Anomalie tritt meist sporadisch, aber auch mit einem dominanten oder rezessiven Vererbungsmuster auf. Es wurden Mutationen in zahlreichen Genen beschrieben, darunter *PAX6, PITX2, FOXC1, FOXE3* und *CYP1B1*. [38, 39].

Die Peters-Anomalie kann als sogenanntes **Peters-Plus-Syndrom** mit zusätzlichen systemischen Anomalien wie Gliedmaßenanomalien, Entwicklungsverzögerungen und intellektuellen Behinderungen, einer Lippen-Kiefer-Gaumenspalte, Gesichtsveränderungen im Lippen- und Augenlidbereich sowie mit Herzfehlern und urogenitalen Anomalien auftreten [40].

Ein Hinweis darauf, dass kein Versagen der Trennung von Linse und Hornhaut im Sinne der Peters-Anomalie vorliegt, ist die intakte Reflektivität der vorderen Linsenkapsel, die im VA-OCT- oder UBM-Befund sichtbar ist. In diesen Fällen ist die chirurgische Entfernung der Linse anstelle einer primären Hornhauttransplantation die effektivste Behandlung, da die Entfernung der Linse die Wiederherstellung der Intaktheit des Endothels ermöglicht. Ursächlich hierfür können beispielsweise persistierenden fetale Gefäße sein, wodurch die retrolentikuläre Membran der Linse nach vorne in Richtung Hornhaut gedrückt wird. Dies kann auch bei vitreoretinalen Dysplasien beobachtet werden.

Aniridie oder **Kolobome** können ebenfalls zu einer irido-kornealen Dysgenesie führen, da eine sehr flache Vorderkammer kombiniert mit der geringsten keratolentikulären Berührung oder retrokornealen Adhäsion der Linse folglich zu einer Eintrübung der Hornhaut führen kann. In ähnlicher Weise kann eine hypoxisches Milieux eine Eintrübung der Hornhaut verursachen, indem der Transkriptionsfaktor HIV1aplha die Produktion von VEGF stimuliert und damit die Angiogenese und die Vaskularisierung der Hornhaut fördert [41].

Eine andere Form der irido-kornealen Dysgenesien stellen Dysgenesien dar, bei denen sich die Linse von der Hornhautrückfläche zwar ablöst, jedoch nicht weiter entwickelt. Dies führt in den meisten Fällen zu einer totalen Hornhauttrübung kombiniert mit Vaskularisationen, was zumeist mithilfe des UBMs oder mithilfe der optische Kohärenztomographie des vorderen Augenabschnitts diagnostiziert werden kann. Da in der Regel nur ein Linsenrest vorhanden ist, ist häufig eine begleitende Vitrektomie zur Hornhauttransplantation erforderlich, was die Erfolgsquote der Transplantation in diesem Fall deutlich verringert. Dies unterscheidet sich von den Katarakten des membranösen Typs, die beim Hallermann-Streiff-Syndrom beobachtet werden können [42, 43].

> **Übersicht**
> **Wichtige Irido-korneale Dysgenesien:**
>
> - Peters-Anomalie
> - Aniridie
> - Kolobome

Eine seltene Form ist in diesem Zusammenhang die **primäre oder kongenitale Aphakie,** bei der sich die Linse ebenfalls nicht entwickelt und formt. Klinisch äußert sich diese Dysgenesie durch eine silbergraue Hornhaut, die trotzdem noch lichtdurchlässig ist. Die Augen können mikrophthalmisch sein und mit einem kongenitalen Glaukom einhergehen. Häufig liegt eine homozygote oder compound heterozygote Mutation in *FOXE3* vor. [44, 45].

Davon abzugrenzen ist das **Iridokorneale Endothel-Syndrom (ICE-Syndrom).** Das ICE-Syndrom ist eine Gruppe sehr seltener Erkrankungen der Hornhaut mit fortschreitender Proliferation des Endothels und umfasst das Chandler-Syndrom, das Cogan-Reese-Syndrom und die essentielle Irisatrophie.

Die klinischen Bilder unterscheiden sich jeweils durch das Ausmaß der Atrophie der Iris und die Veränderungen der Hornhaut. Als Ursache werden Virusinfektionen wie Herpes-Simplex-Viren oder Epstein-Barr-Viren diskutiert. Der Befund ist in der Regel einseitig und die klinischen Manifestationsformen sind Kolobome und Atrophie der Iris, Hornhauttrübungen, Synechien sowie deformierte Pupillen. Das ICE-Syndrom ist in der Regel klinisch mit einem Sekundärglaukom und einer Neuropathie des Sehnervs sowie einer Knötchenbildung der Iris verbunden [46–48].

3.2.2 Irido-trabekuläre Dysgenesie

Dysgenesien im irido-trabekulären Bereich führen häufig zum klinischen Bild eines primären kongenitalen Glaukoms. Am häufigsten wird dies durch Mutationen im *CYP1B1*-Gen verursacht. Auch Mutationen in *LTBP240* werden mit dieser Krankheit in Verbindung gebracht [49, 50].

Das **Axenfeld-Rieger-Syndrom (ARS)** ist ebenfalls eine seltene Dysgenesie des vorderen Augenabschnitts und geht häufig, aber nicht regelmäßig, mit einer stromalen Hornhauttrübung einher. Durch das kombinierte Auftreten einer Irisdysplasie in Form von Kolobomen oder Synechierungen und möglicher zusätzlicher Irisatrophie sowie einer vorgelagerten Schwalbe-Linie, die zu einem Sekundärglaukom führen kann, kann auch die Hornhauttransparenz beeinträchtigt sein. Auch limbusübergreifende korneale Vaskularisation können die Entstehung eine Hornhauttrübung begünstigen (vgl. Abb. 3.4).

Häufig liegt ein autosomal dominanter Erbgang mit Mutationen in den Genen *FOXC1*, *PITX2* oder *PAX6* vor. [51–54]. Das Vererbungsmuster ist autosomal dominant. Diese Gene sind auf den Chromosomen 4q25 und 13q14 lokalisiert. Die Expressivität ist schwankend, sodass manchmal eine Generation übersprungen zu sein scheint. Häufig kann eine Zunahme der Expressivität beobachtet werden. Es sind jedoch auch sporadische Fälle möglich.

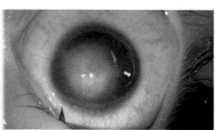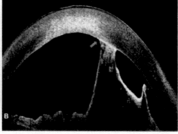

Abb. 3.4 Zehn Monate alter Patient mit Axenfeld-Rieger-Syndrom (ARS): (A) Mikroskopisch ist eine sich über den Limbus bis in die optische Achse ausdehnende tiefe Hornhautvaskularisation mit zentraler dichter stromaler Lipidexsudation und Vernarbung zu erkennen. Zusätzlich findet sich in der mittleren Peripherie der Hornhaut eine deutlich vorgelagerte Schwalbenlinie im Sinne einer ARS (weißer Pfeil). (B) Die intraoperative optische Kohärenztomographie (iOCT) zeigt eine ausgeprägte stromale Hyperreflektivität mit einer deutlich ausgeprägten iridokornealer Synechierung mit simultaner Verdickung der Descemet-Membran im Bereich der Adhäsion (blauer Pfeil). In der Peripherie erscheint die Hornhaut klarer mit reduzierter Hyperreflektivität im iOCT.

Das **Embryotoxon posterius** stellt hierbei die Mikroform dar. Bei Kindern mit beidseitiger Hornhauttrübung ohne posteriores Embryotoxon, aber mit extraokularen Merkmalen für das Axenfeld-Rieger-Syndrom (maxillofaziale Hypoplasie, abnormes Gebiss, paraumbilikale Hernie und generalisierte Knochenbildungsstörungen im Skelettsystem) sollte ein Test auf *PITX2* und *FOXC1* erwogen werden [55].

Auch eine Magnetresonanztomographie sollte durchgeführt werden, um Probleme innerhalb der Hypophysenachse auszuschließen, da diese ebenfalls von *PITX2*-Mutationen betroffen sein kann. Die Konstellation der Befunde erschwert manchmal die Abgrenzung des Axenfeld-Rieger-Syndroms zur Peters-Plus-Anomalie, sodass eine pädiatrische und genetische Abklärung in interdisziplinärer Zusammenarbeit sehr sinnvoll ist.

Bei der Maximalvariante der irido-trabekulären Dysgenesie, der **Aniridia,** liegt eine teilweise oder vollständige Hypoplasie der Iris vor. Dies kann dazu führen, dass sich die Linse an der Hornhautrückfläche festsetzt und eine Hornhauttrübung entsteht. Hornhauttrübungen können auch durch eine damit verbundene Insuffizienz der limbalen Stammzellen verursacht werden. Neben Katarakt und Glaukom sind auch die Entwicklung eines Pannus, eines Nystagmus sowie eine Fovea- und Opticus-Hypoplasie als mögliche okuläre Nebenwirkungen zu nennen [55].

In der Regel liegt eine Mutation in *PAX6* vor [56]. Bei sporadischen Mutationen ist häufig eine Deletion die Ursache, sodass bei diesen Patienten auch das Vorliegen eines Wilms-Tumors ausgeschlossen werden muss, da das Gen für den Wilms-Tumor *(WT1)* in der Nähe von *PAX6* auf Chromosom 11p13 liegt [57].

Wie oben beschrieben, liegen bei den genannten Erkrankungen häufig Komorbiditäten vor, wie z. B. eine Dysgenesie des vorderen Segments, eine Schädigung des Sehnervs, ein Katarakt oder eine Retinopathie, die die Komplexität der chirurgischen Eingriffe erhöhen. Nicht selten liegt neben der Hornhauttrübung auch eine limbale Stammzellinsuffizienz vor, die zu einer pathologischen Einsprossung von Gefäßen in die Hornhaut führt. Diese kornealen Neovaskularisation führen zu einer erheblichen Verminderung der Hornhauttransparenz, die eine Operation unumgänglich macht.

Die sekundäre Hornhauttrübung bei einem Buphthalmus, z. B. bei einem kongenitalem Glaukom, spielt ebenfalls eine wichtige Rolle und ist häufig eine Indikation für eine pädiatrische Hornhautoperation. Auf die sekundäre Hornhauttrübung wird im Folgenden näher eingegangen.

- **MERKE:**
  **Wichtige irido-trabekuläre Dysgenesie im Überblick, davon abzu-
  grenzen sind die Irido-korneale Dysgenesien:**
  - Axenfeld-Rieger-Syndrom (ARS)
  - Embryotoxon posterius
  - Aniridie

3.2.3 Ektasie des vorderen Segments

Beim **Keratokonus** kommt es zu einer fortschreitenden Verdünnung und kegel-
förmigen Verformung der Hornhaut. Die Krankheit tritt in der Regel beidseitig
auf, kann aber auch auf einem Auge schwächer ausgeprägt sein als auf
dem anderen oder auch überhaupt keine Symptome hervorrufen (Keratokonus Form frust). Bei Kindern ist der Keratokonus in der Regel ausgeprägter und
schneller vorantschreitender als bei Erwachsenen. Zudem ist der Befund zum Diagnosezeitpunkt ofthäufig bereits schon weit fortgeschritten, da sich die Erkrankung in den meisten Fällen zumeist erst ab der Pubertät bemerkbar macht. Es gibt
aber auch frühere Fälle. Zu den Risikofaktoren für ein frühes Auftreten und eines
progressiverens Fortschreitens gehören das Down-Syndrom, häufiges Reiben der
Augen, asiatische oder arabische Ethnizität und Bindegewebserkrankungen wie
das Ehler-Danlos-Syndrom und Osteogenis imperfecta.

Die Krankheit ist durch zwei Merkmale gekennzeichnet, bei der es zum
einen zu einer fortschreitenden Verdünnung (Abnahme der Pachymetrie) und
Zuspitzung der Hornhaut (Zunahme Kmax) und zum anderen zu einer nachlas-
senden Sehschärfe aufgrund der irregulären Verformung der Hornhaut kommt.
Die resultierende Myopie kann jedoch nicht vollständig mit einer Sehhilfe kor-
rigiert werden, da die kegelförmige Hornhautverkrümmung einen irregulären
Astigmatismus verursacht.

Klinische Merkmale des Keratokonus können Hämosiderinringe (Fleischer-
Ringe) sein, die sich mikroskopisch als gelb-braune bis grün-braune korneale Fär-
bung manifestiert, die sich bei guter Beleuchtung als halber oder geschlossener
Kreis um die Basis des Konus bemerkbar macht. Im weiteren Verlauf kön-
nen oberflächliche, unregelmäßige Narben und Trübungen sowie Risse in der
Descemet-Membran sichtbar werden und sog. Vogt Striae entstehen.

Abb. 3.5 Akuter Hydrops
bei einem 15 Jahre alten
Jungen mit Trisomie 21 und
Keratokonus: Der
Descemet-Riss und das
daraus resultierende bullöse
Stroma- und Epithelödem
sind im anterioren
OCT-Scan zu erkennen

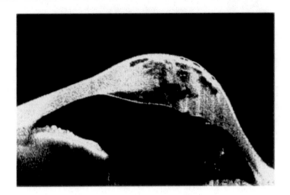

Selten kann es zu einem spontanen und akuten Riss in der Descemet- Membran kommen mit resultierend plötzlich auftretenden Stroma- und Epithelödem bis hin zur Bildung massiver Epithelbullae und gleichzeitiger starker Eintrübung der Hornhaut (vgl. Abb. 3.5). Dieses Ereignis ist in der Regel sehr schmerzhaft. In diesen Fällen liegt dann ein sog. Hydrops vor, auch bekannt als akuter Keratokonus. Dieser kann innerhalb von drei bis vier Monaten spontan mit resultierender Vernarbung abheilen. Eine chirurgische Versorgung mit Muraine-Nähten oder einer Mini-DMEK ist ebenfalls möglich, wird aber bei Kindern selten praktiziert, da Hydrops hier seltener beobachtet werden [58, 59].

Keratokonus im Kindesalter tritt häufig im Zusammenhang mit genetisch bedingten syndromalen Erkrankungen auf, wie z. B. Trisomie 21, Monosomie-X-Syndrom, Ehlers-Danlos-Syndrom, Marfan-Syndrom, Alport-Syndrom, Silver-Russell-Syndrom, Noonan-Syndrom, Mulvihill-Smith-Syndrom sowie Urrets-Zavalia-Syndrom und Floppy-Eye-Lid-Syndrom [60–62].

3.2.4 Brittle Cornea Syndrom (BCS)

BCS ist eine genetisch bedingte Erkrankung, die das Bindegewebe der Augen, Ohren, Gelenke und der Haut betrifft. Die okulären Symptome von BCS sind typischerweise eine massive Verdünnung der Hornhaut in Form eines Keratokonus oder sogar eines Keratoglobus, die nach kleinsten Verletzungen zu Rissen und sogar Spontanperforationen führen kann. Dies kann bereits im Kleinkindalter auftreten. Die Hornhautverdünnung verschlimmert sich in der Regel mit der Zeit. (vgl. Abb. 5.6). In den Bereichen, in denen es zu einem Riss gekommen ist, kann es zu eine stromalen Vernarbung der Hornhaut kommen.

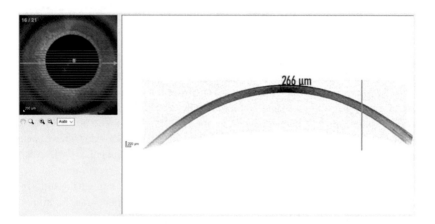

Abb. 3.6 Massiv verdünnte Hornhaut bei einer 13 Järigen Patienten mit BCS: Im durchgeführten VA-OCT zeigte sich eine deutlich reduzierte Hornhautdicke von 266 μm am Apex der Hornhaut.

Andere Augensymptome bei BCS können eine Blaufärbung der Skleren, eine Kurzsichtigkeit sowie die erhöhte Tendenz zu Netzhautablösungen sein [63]. Zu den weiteren systemischen Symptomen gehören in erster Linie der Hörverlust. Menschen mit BCS können zudem auch muskuloskelettale Symptome, wie eine Hüftdysplasie und eine abnorme Krümmung der Wirbelsäule (Skoliose) aufweisen. Weitere Symptome können ein niedriger Muskeltonus (Hypotonie) im Säuglingsalter, lange und schlanke Finger und Zehen (Arachnodaktylie) und eine überdurchschnittliche Gelenkbeweglichkeit sein. Bei Menschen mit BCS kann es auch zu einer Verengung und Verkürzung der Muskeln um die Gelenke herum kommen (Kontrakturen), vor allem am kleinen Finger (fünfter Finger) [63]. Es gibt zwei Arten von BCS: BCS Typ 1 wird durch Mutationen im *ZNF469*-Gen und BCS Typ 2 durch Veränderungen im *PRDM5*-Gen verursacht. BCS wird autosomal rezessiv vererbt [64, 65]. Die Diagnose von BCS wird anhand der Symptome gestellt und kann durch einen Gentest bestätigt werden.

3.2.5 Mikrokorne als eine Form der Anomalie des vorderen Augenabschnitts

Bei der **Mikrokornea** beträgt der Hornhautdurchmesser bei Neugeborenen weniger als 8 mm. Mikrokornea tritt häufig bei einer Mikrophthalmie auf. Die Mikrophthalmie beruht auf einer Störung der Morphogenese der Augenentwicklung. Sie wird häufig von einem Kolobom begleitet. Bei Mikrophthalmie besteht ein Zusammenhang mit dem fetalen Alkoholsyndrom, einem Vitamin-A-Mangel der Mutter, Strahlenbelastung und Infektionen während der Schwangerschaft wie Röteln in der Schwangerschaft, Herpes simplex und Zytomegalie [66]. Auch Thalidomid (Contergan®) kann diese Entwicklungsstörung hervorrufen.

Mikrophthalmus ist meist genetisch bedingt (z. B. im Zusammenhang mit Trisomie 13, Trisomie 8, Triploidie oder Peters-Plus-Syndrom) und kann zusammen mit anderen Hemmungsfehlbildungen auftreten, z. B. beim Delleman-Syndrom oder Wolf-Hirschhorn-Syndrom [67–69].

Die Mikrokornea an sich ist ebenfalls mit einer korrigierungsbedürftigen Kurzsichtigkeit verbunden. Oft ist nur ein Auge betroffen [70].

Die Mikrokorne selbst kann im Zusammenhang mit der Retinopathia praematurorum und anderen Syndromen wie dem Lenz-Syndrom, dem Mikro-Syndrom oder der Geroderma osteodysplastica verwendet werden und ist ein Leitsymptom bei den folgenden Syndromen, z. B. der Juvenilen Katarakt – Mikrokorne – renale Glukosurie, der Mutationen im *SLC16A12*-Gen am Ort 10q23.31, dem CCMCO-Syndrom (Katarakt, kongenital – Mikrokornea – Hornhauttrübung), dem Katarakt-Mikrokornea-Syndrom sowie des MRCS-Syndroms (Mikrokornea – Zapfen-Stäbchen-Dystrophie – Katarakt – posteriores Staphylom) oder bei Mutationen im *PXDN*-Gen an der Position 2p25.3 [71–74].

3.2.6 Primäres kongenitales Glaukom

Das primäre kongenitale Glaukom manifestiert sich klinisch zumeist innerhalb der ersten sechs Lebensmonate mit einem erhöhtem Augeninnendruck und führt häufig zu einer progredienten Hornhauttrübungen, einem Buphthalmus und Haab Striae (vgl. Abb. 3.7) sowie einer verstärkten Optikuskavation [75, 76].

Krankheitsverursachende Mutationen wurden in *CYP1B1 und LTBP2* beschrieben, und es wurden vier Genorte identifiziert, an denen die Krankheit auftritt: *GLC3A* (2p22- p21), *GLC3B* (1p36.2-36.1), *GLC3C* (14q24.3) und *GLC3D* (14q24.2–24.3) [75, 77].

Abb. 3.7 Haab'sche Striae bei einem Jugendlichen mit kongenitalem Glaukom: Im Bereich der Haab'schen Striae ist eine leichte Stromatrübung zu erkennen

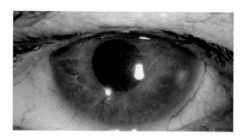

Ein primäres kongenitales Glaukom wird meist durch Mutationen in CYP1B1 mit autosomal-rezessivem Erbgang verursacht [75, 77, 78]. Darüber hinaus sind Mutationen in *LTBP2* beschrieben worden [78].

3.2.7 Intracorneale Zyste

Intrakorneale Zysten bei Kindern kommen im klinischen Alltag nicht häufig vor, jedoch finden sich in der Literatur eine Vielzahl von Einzelfallbeschreibungen. Bei den intrakornealen Zysten sowie den Zysten am limbroskleralen Übergang handelt es sich um eine abnorme Proliferation der Epi- und/oder Endothelzellen, verbunden mit Flüssigkeitseinlagerungen, die optimal mittels Spaltlampenmikroskopie und optischer Kohärenztomographie des vorderen Augenabschnitts diagnostiziert werden können. Dabei zeigt sich eine Flüssigkeitslücke in der Hornhaut, meist zusammen mit einer Abnahme der Gewebedichte des betroffenen Bereichs. Die Patienten zeigen Anzeichen von einer Photophobie und häufig eine Rötung der Augen. In der Anamnese lässt sich in den meisten Fällen kein früheres Trauma und keine frühere Operation am betroffenen Auge nachweisen.

Die Zysten können sich im Laufe der Zeit vergrößern und zu einer Sequestrierung des betroffenen Gewebebereichs führen, sodass eine chirurgische Versorgung unumgänglich ist. Eine chirurgische Versorgung ist auch dann angezeigt, wenn die optische Achse durch die Zyste beeinträchtigt wird und eine Amblyopie, insbesondere durch den daraus resultierenden irregulären Astigmatismus, droht [79–82]. Differentialdiagnostisch sollte in diesen Fällen auch an eine Terrien's marginale Hornhautdegeneration gedacht werden [83].

3.3   Erworbene, sekundäre Hornhauterkrankung

Erworbene, sekundäre Hornhauterkrankungen, die mit Hornhauttrübungen bei
Neugeborenen einhergehen, lassen sich grundsätzlich in Stoffwechselerkrankungen, Traumata und infektiöse Keratitis einteilen.

3.3.1   Stoffwechselerkrankung

Stoffwechselerkrankungen, die zu einer Anhäufung verschiedener Substanzen in
Geweben, darunter auch in der Hornhaut, führen, sind von Dysgenesien zu unte-
scheiden. Bei den Stoffwechselerkrankungen liegen häufig autosomal rezessive
Enzymdefekte vor. Die dadurch entstehenden kornealen Trübungen sind jedoch
selten bei der Geburt bereits stark ausgeprägt, da die Anreicherung im Laufe
der Zeit erst zunimmt. Bei der Mukolipidose und den Mukopolysaccharidosen
führen Enzymdefekte zu einer Anhäufung von Mukopolysacchariden und Muko-
lipiden im Gewebe [84]. Der Erbgang ist meist autosomal rezessiv (Ausnahme:
Hunter-Syndrom). Die Eintrübung der Hornhaut tritt in der Regel erst in den
Monaten/Jahren nach der Geburt auf. Das klinische Bild ist variabel und hängt
von dem betroffenen Enzym und dem Schweregrad seiner Störung ab. Wichtige
okuläre Merkmale sind Hornhauttrübungen, Katarakt, Anomalien der Netzhaut
und des retinalen Pigmentepithels sowie Glaukom und Optikusatrophie [85]. Bei
Verdacht auf eine systemische Beteiligung sollte eine gründliche pädiatrische
Abklärung erfolgen. Die sehr seltene Mukolipidose IV zeigt sich sehr früh, bereits
innerhalb weniger Wochen nach der Geburt. Sie geht mit einer schweren psycho-
motorischen Entwicklungsverzögerung einher [85, 86]. Bei der ebenfalls seltenen
autosomal rezessiv vererbten Cystinose führen erhöhte intrazelluläre Spiegel an
freiem Cystin zu Ablagerungen in zahlreichen Geweben, darunter auch in der
Hornhaut, was sich klinisch meist im Verlauf des ersten Lebensjahres manifestiert [87]. Weitere mögliche systemische Stoffwechselerkrankungen, die in diesem
Zusammenhang zu nennen sind, sind z. B. LCAT-Mangel, Tyrosinämie Typ 2,
X-chromosomale Ichthyose sowie liposomale Speicherkrankheiten und Morbus
Fabry [85, 86].

3.3.2   Trauma

Ebenso können traumatische Ereignisse wie eine Zangengeburt zu einer Hornhauttrübung führen, die meist klinisch linear und fast immer einseitig auftritt.

Hier liegt ein meist vertikaler Descemet-Riss vor, der zunächst zu einem fokalen Hornhautödem und später zu einer Hornhautverkrümmung führen kann (cave: horizontale Descemet-Membran-Risse im Buphthalmus/Haab-Striae). Bei der seltenen Amniozentese-Verletzung kann eine einseitige eckige oder lineare Trübung entsprechend einer Nadelperforation beobachtet werden. Wenn der Verdacht auf eine Fruchtwasserverletzung besteht, sollten Katarakte, Iris- oder Pupillenanomalien und Lidverletzungen immer ausgeschlossen werden [88, 89].

3.3.3 Infektiöse Keratitis

Auch Infektionen können zu einer sekundären Hornhauttrübung führen. Am häufigsten sind virale und bakterielle Infektionen, aber auch Infektionen durch Pilze und Protozoen sind möglich [90, 91]. Die häufigste virale Infektion bei Neugeborenen ist das Herpes-simplex-Virus, das in der Regel im Geburtskanal oder postnatal auftritt und sich innerhalb der ersten zwei Lebenswochen klinisch manifestiert. Klinisch zeigen sich häufig eine Bindehautentzündung und Hornhauttrübung mit einer großen geographischen/dendritischen Epithelinfektion und einer Lidschwellung mit Bläschen [92]. Eine systemische pädiatrische Untersuchung ist unerlässlich, um eine begleitende und potenziell lebensbedrohliche Erkrankungen wie eine Pneumonie, eine Hepatitis und/oder Enzephalitis frühzeitig auszuschließen.

Zu den häufigsten bakteriellen Erregern, die zu einer schweren infektiösen Keratitis im Kleinkindesalter führen, gehören Gonokokken und Chlamydien. Im Gegensatz zur Herpesinfektion manifestiert sich eine bakterielle Infektion mit Gonokokken in der Regel innerhalb der ersten Lebenstage und eine Infektion mit Chlamydien innerhalb der ersten Lebenswoche.

Die Gonokokkeninfektion zeigt zunächst eine Bindehautentzündung mit Lidschwellung und Chemose, schließlich mukopurulente Pseudomembranen der Bindehaut und eine Keratitis [93]. Die Chlamydieninfektion führt ebenfalls zu einer massiven Bindehautentzündung [94]. Die ulzerative Keratitis ist jedoch seltener.

Die richtige Diagnose ist hier insofern relevant, als viele Veränderungen auch eine schichtweise Abtragung, z. B. durch eine Keratektomie oder eine lamelläre Kreatoplastik als Therapie zulassen, was mit einer deutlich besseren Prognose der mittel- bis langfristigen Ergebnisse einhergeht als z. B. bei einer kompletten perforierenden Keratoplastik [95].

Chirurgische Verfahren bei angeborenen Hornhauttrübungen

4

Die meisten Hornhautdystrophien beeinträchtigen die Sehschärfe in der Regel über das amblyopie-relevante Alter hinaus. Von besonderer Bedeutung für die Hornhautchirurgie bei Kindern sind Dystrophien, die bereits bei der Geburt oder in den ersten Lebensjahren zu einer ausgeprägten Eintrübung der Hornhaut führen, wie oben erwähnt.

Unter den Hornhautdystrophien ist in unseren Breitengraden erfahrungsgemäß die kongenitale hereditäre Endotheldystrophie (CHED) am relevantesten, wenn es um die Frage der Indikation eines hornhautchirurgischen Verfahrens im frühen Kindesalter geht.

In den ersten Lebensmonaten bis Lebensjahren kann z. B. die Meesmann-Hornhautdystrophie auftreten, bei der sich klinisch typischerweise multiple kleine intraepitheliale Mikrozysten im regredienten Licht aufzeigen. Sie ist meist von geringer visueller Relevanz. Eine chirurgische Therapiemöglichkeit bietet sich nicht an, da nach Abrasio der ursächliche Gendefekt in den Limbusstammzellen selbstverständlich fortbestehen bleibt und deswegen nach Abheilen das gleiche klinische Bild wie vor der OP bietet.

Bei einer zentralen und damit potenziell chirurgischen Trübung aufgrund einer Dysgenesie kann die Trübung das Epithel, das Stroma und das Endothel einzeln und in Kombination betreffen. Die Maximalform der Stromaveränderungen bei Dysgenesien ist die Sklerokornea, bei der es typischerweise zu einer Verlagerung des Limbus mit der daraus resultierenden kleinen Hornhaut (Mikrokornea) oder sogar zu einem vollständigen Fehlen des Limbus kommen kann. Die periphere Hornhaut ist oft nicht von der Sklera zu unterscheiden, wobei das Zentrum manchmal etwas klarer ist als die Peripherie. Die Oberfläche und das Stroma sind oft vaskularisiert mit verändertem, abgeflachtem Epithel, fehlender Bowmann-Lamelle und desorganisierten Kollagenfibrillen im Stroma, was die weißliche Trübung der Hornhaut erklärt. Gleichzeitig liegt regelmäßig eine Dysgenesie der

S. B. Zwingelberg, *Diagnostik und chirurgische Therapie kindlicher Hornhauttrübungen*, essentials, https://doi.org/10.1007/978-3-662-66266-3_4

Iris und des Kammerwinkels vor. Bislang werden bei diesen bilateralen Veränderungen keine chirurgischen Eingriffe empfohlen, da in Studien eine deutlich reduzierte Überlebensrate des Transplantats mit einer mittleren Überlebenszeit von 36,4 Monaten beschrieben wird [96].

Hornhautoperationen im frühen Kindesalter aufgrund von Haab-Striae sind selten, da in dieser Zeit der Schwerpunkt der Behandlung auf drucksenkenden Maßnahmen liegt und die Auswirkungen von Endothelschäden auf die Hornhautklarheit erst nach Normalisierung des Augeninnendrucks abgeschätzt werden können.

Die richtige Diagnose ist somit von großer Relevanz, da viele Veränderungen auch eine schichtweise Abtragung z. B. durch eine Keratektomie oder eine lamelläre Keratoplastik als Therapie zulassen, was mit einer deutlich besseren Prognose der mittel- bis langfristigen Ergebnisse einhergeht als z. B. bei einer kompletten perforierenden Keratoplastik. Die richtige Diagnose hilft also, das Ausmaß der Operationsbedürftigkeit der Hornhaut besser einzuschätzen.

4.1   Besonderheiten der Hornhautchirurgie und der postoperativen Untersuchung

Die Hornhaut sowie die Sklera haben bei Kindern eine geringe Eigensteifigkeit, weshalb Hornhautschnitte sehr häufig undicht sind und prinzipiell mit einer Naht versorgt werden müssen. Durch die kleinen Dimensionen, einem hohen Glaskörperdruck, welcher zu einer Protrusion des Iris-Linsen-Diaphrgamas bei offenem Bulbus führt, sowie einer im Verhältnis zur Vorderkammertiefe dicken Linse, besteht bei einer perforierenden Keratoplastik und bei Transplantation des Hornhautendothels ein erhöhtes Risiko von intraoperativen Linsenverletzungen und ein erhöhtes Trauma für das Transplantat während des Einnähens. Ebenfalls ist durch die genannten Voraussetzungen die Fixation des Transplantats erschwert.

Kinder neigen zu einer verstärkten Fibrinreaktion, zum Teil auch aufgrund von Nahtleckagen und der daraus resultierenden Hypotonie, wodurch es postoperativ häufiger zu einem sekundären Anstieg des Augeninnendrucks kommen kann. Die Wundheilung ist im Vergleich zu Erwachsenen deutlich beschleunigt, weshalb die Hornhautfäden in den ersten Lebensjahren bereits nach wenigen Wochen oder Monaten entfernt werden können.

Nicht selten lockern sich die Fäden auch aufgrund der beschriebenen verminderten Steifigkeit der Hornhaut vorzeitig, was eine Nahtrepositionierung erforderlich machen kann, die am besten mittels Einzelknopfnähten erfolgen sollte [95, 97, 98].

Fadenkontrollen und -entfernungen müssen je nach Alter meist in Narkose durchgeführt werden. Die Erfahrung hat gezeigt, dass es bei Kindern ab einem Alter von 6–7 Jahren je nach Kooperationsbereitschaft sinnvoll ist, zunächst die Entfernung einzelner Fäden in örtlicher Betäubung zu versuchen. Auf diese Weise kann die ohnehin erhöhte Belastung durch eine Vollnarkose unter Umständen reduziert werden.

Damit die Kinder bei der Untersuchung kooperieren, sollten für das Kind unangenehme Prozeduren, wie das Entfernen von Verbänden oder das Einträufeln von Lokalanästhetika, mit zeitlichem Vorlauf vor der Untersuchung und nicht von den Augenärzten durchgeführt werden. Dadurch wird verhindert, dass automatisch negative Erfahrungen mit der Untersuchung und dem Untersucher assoziiert werden. Die Untersuchung selbst sollte gut vorbereitet sein. Handspaltlampe, iCare und Gegenstände zur Ablenkung des Kindes (bunte Bilder, Smartphone-Videos, Schnuller, …) sollten bereitstehen, um kurze Intervalle der Kooperation gut nutzen zu können.

Sobald die Entscheidung für eine Hornhautoperation bei einem Kind gefallen ist, sollte der optimale Zeitpunkt für die Operation bestimmt werden. Obwohl eine Hornhauttransplantation eine deutlich bessere Prognose aufweist, sollte die Indikation zur chirurgischen Therapie umso früher gestellt werden, je älter das Kind ist, um das Risiko einer Deprivationsamblyopie zu verringern.

Grundsätzlich sind frühere Eingriffe zur Amblyopiereduktion zu bevorzugen. Bei oberflächlichen Narben oder Narben im vorderen Stromabereich, die nur durch eine phototherapeutische Keratektomie oder anteriore lamelläre Keratoplastik behandelt werden, sollte die Operation entsprechend schnell durchgeführt werden.

Bei perforierenden Keratoplastiken oder Endotheltransplantationen muss die geringere Größe des Auges mit den oben genannten Einschränkungen bei der Transplantation gegen das Ausmaß und die anatomische Lage der Trübung abgewogen werden.

Die Trübung der Hornhaut kann sich in den ersten Lebensmonaten noch verändern und es kann zu einer spontanenRückbildung des Befundes kommen, sodass sich die Situation für das Sehen noch verbessern kann. Aus diesem Grund und angesichts des sehr hohen intraoperativen Glaskörperdrucks ist es in vielen Situationen sinnvoll, auf eine Transplantation in den ersten 3–4 Lebensmonaten zu verzichten und die Entwicklung des Befundes unter Beobachtung und regelmäßigen Kontrollen abzuwarten.

Das Risiko der Amblyopie muss gegen die Risiken der pädiatrischen Anästhesie und ein mögliches erhöhtes Risiko des Transplantatversagens bei einem frühen chirurgischen Eingriff abgewogen werden.

Übersicht
Besonderheiten bei kindlicher Hornhautchirurgie im Überblick

- Sklera mit geringer Eigensteifigkeit, weshalb Hornhautschnitte häufig undicht sind
- hoher Glaskörperdruck
- bei offenem Bulbus: Gefahr einer Protrusion des Iris-Linsen-Diaphragmas
- im Verhältnis zur Vorderkammertiefe sehr dicke Linse
- verstärkten Fibrinreaktionen potoperativ
- häufige Nahtleckagen mit Notwendigkeit einer Nahtrepositionierung/Nahtnachlegung
- Bulbus- Hypotonie
- postoperativ häufig sekundärer Anstieg des Augeninnendrucks
- Fadenkontrollen und -entfernungen müssen je nach Alter meist in Narkose durchgeführt werden

4.2 Die phototherapeutische Keratektomie (PTK) beim Kind

Die PTK bei Kindern erfolgt analog zur Behandlung bei Erwachsenen mit dem Unterschied, dass der Eingriff unter Vollnarkose durchgeführt wird. Mit Geduld und ein wenig Mühe können auch ohne Narkose die Indikation und die Tiefe der Ablation bei Säuglingen oft durch neue sehr schnelle OCT-Geräte für den vorderen Augenabschnitt bestimmt werden (vgl. Abb. 4.1) [99, 100].

Die PTK zeigt bei oberflächlichen kornealen Trübungen eine guten Prognose, vorausgesetzt es liegen keine weiteren, tieferen oder intraokularen Strukturschäden des Auges vor. Sollten nach erfolgter PTK Irregularitäten fortbestehen, kann der weitere Refraktionsausgleich mit einer formstabilen Kontaktlinse erfolgen.

4.3 Crosslinking bei Keratokonus

Bei Kindern ist der Keratokonus in der Regel ausgeprägter und schneller voranschreitend als bei Erwachsenen. Zudem ist der Befund zum Diagnosezeitpunkt

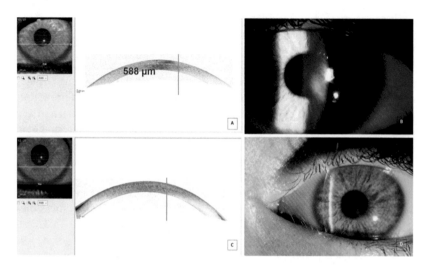

Abb. 4.1 Phototherapeutische Keratektomie bei Kindern **A:** Bild des linken Auges eines acht Jahre alten Kindes mit einer einseitigen parazentralen hypertrophen Hornhautnarbe vor einer manuellen Keratektomie und einer phototherapeutischen Excimer-Laser-Keratektomie im Vorderabschnits- OCT **B** zeigt das klinische Korrelat zu Bild A im Spaltlampenmikroskopischen Befund **C** und **D** zeigen das unmittelbare postoperative Ergebnis mit aufgeklartem Befund nach Abtragung der hypertrophen Narbe.

häufig bereits weit fortgeschritten, da sich die Erkrankung in den meisten Fällen erst ab der Pubertät bemerkbar macht. [101, 102]. Es gibt aber auch frühere Fälle.

Zu den Risikofaktoren für ein frühes Auftreten und eines progressiveren Fortschreitens gehören das Down-Syndrom, häufiges Reiben der Augen, asiatische oder arabische Ethnizität und Bindegewebserkrankungen wie das Ehler-Danlos-Syndrom und Osteogenis imperfecta. [101–105].

Ein früh einsetzender Keratokonus kann leichter übersehen werden, da Kinder unter 8 Jahren die oft einseitige Abnahme der Sehschärfe möglicherweise nicht bemerken oder nicht bei dem Eltern ansprechen. Ein kindlicher Keratokonus (Kinder unter 15 Jahren) hat daher ein 7-fach erhöhtes Risiko, im Laufe des Lebens eine Keratoplastik zu benötigen [106, 107]. Bei Kindern kommt es in bis zu 88 % der Fälle zu einer Progression [108]. Aufgrund des oft raschen Fortschreitens des Keratokonus sollte das Crosslinking frühzeitig indiziert und durchgeführt werden. Um das Fortschreiten schon bei der Erstvorstellung feststellen zu können, ist ein Vergleich mit ggf. anderweitig ermittelten älteren Refraktionswerten erforderlich.

Das Crosslinking wird in der Regel nach dem Dresdner Protokoll durchgeführt. Hierbei wird nach erfolgter topischer Anästhesie des betroffenen Auges das Epithel zentral mit einem Durchmesser von ca. 9 mm manuell entfernt („Epi-off"). Anschließend wird eine Lösung von 0,1 % Riboflavin in 20 % Dextran alle 2–3 min für 30 min in das Auge eingetropft, mit folgender UV-A Bestrahlung (365–370 nm) bei 3 mW/cm^2 für 30 min (Gesamtenergie 5,4 J/cm^2). Danach wird eine therapeutische Kontaktlinse aufgesetzt und eine antibiotische Lokaltherapie appliziert [109].

Hierfür kommen jedoch nur Patienten mit einer Hornhautdicke von mindestens 400 μm nach erfolgter Abrasio corneae infrage. Bei kleinen Kindern muss dieser Eingriff unter Narkose durchgeführt werden. Auch bei Kindern ab 14 Jahren zeigen größere Studien gute Effekte des Crosslinking auf die Stabilisierung der Erkrankung, eine signifikante Reduktion von K_{max} und teilweise Sehschärfenverbesserungen [110]. In einer Studie mit 47 Patienten im Alter von 8 bis 18 Jahren konnte das Fortschreiten der Erkrankung in 80 % der Fälle in der Nachbeobachtungszeit von 10 Jahren gestoppt werden [111]. Bei einem Wiederauftreten der Krankheit kann das Verfahren bei Bedarf wiederholt werden.

Übersicht
Dresdner Protokoll beim Crosslinking

- topische Anästhesie des betroffenen Auges
- Entfernung des zentralen Epithels („Epi-off")
- Gabe von 0,1 % Riboflavin in 20 % Dextran alle 2–3 min für 30 min in das betroffene Auge
- Behandlung mit UV-A Bestrahlung (365–370 nm) bei 3 mW/cm^2 für 30 min
- Postoperatives Einsetzen einer therapeutischen Kontaktlinse kombiniert mit einer antibiotischen Lokaltherapie

4.4   Sektorale Iridektomie

Die optische sektorale Iridektomie kann bei Kindern sinnvoll sein, bei denen eine ausgeprägte zentrale Trübung der Hornhaut mit klaren Hornhautanteilen im unteren Bereich auftritt. Wenn in Projektion auf diesen Bereich eine Iridektomie angelegt wird, kann ein optisches Fenster eröffnet werden. Dieses Verfahren eignet sich für Kinder mit schweren Hornhauttrübungen, bei denen z. B. Gefäßneubildungen und/oder Fehlbildungen des Kammerwinkels oder der Iris das Risiko einer perforierenden Keratoplastik erhöhen und bei denen eine lamellare chirurgische Therapie nicht möglich ist [112].

4.5   Perforierende Hornhauttransplantation bei Kindern (pKPL)

Derzeit gibt es keinen Konsens unter den Studien über den optimalen Zeitpunkt der perforierenden Keratoplastik, aber die Überlebensraten sind bei älteren Kindern als tendenziell besser einzustufen. Bei Säuglingen ist die Überlebensrate des Transplantats schlechter als bei Kindern im Alter von 5 bis 12 Jahren [113]. Im Hinblick auf die Tiefe der Amblyopie sind jedoch frühestmögliche Operationen von Vorteil. Es ist jedoch bekannt, dass eine Kataraktoperation im Kindesalter das Risiko für die Entwicklung eines Aphakieglaukoms in den ersten Lebensmonaten erhöht.

Grundsätzlich sollte die Indikation zur beidseitigen Operation angesichts des hohen Komplikationsrisikos der Operation (intraoperative Linsenschädigung, postoperativer Anstieg des Augeninnendrucks, hoher Astigmatismus, Wunddehiszenzen und Fadenlockerungen mit Narkosebedarf, primäres Transplantatversagen) gut abgewogen werden. Transplantationen auf dem zweiten Auge in kurzen Abständen haben theoretisch den Charme, das Risiko einer Amblyopie zu verringern. Allerdings sollte ein Sehvorteil am bereits operierten Auge sicher abgeleitet werden können, bevor das zweite Auge operiert wird [113, 114].

Auch für das Alter des Spenders gibt es keine einheitliche Empfehlung. Hornhäute von sehr jungen Spendern sind nur begrenzt verfügbar und zu elastisch, um für perforierende Keratoplastiken verwendet zu werden. Aus diesem Grund wird in der Regel Gewebe von möglichst jungen erwachsenen Spendern verwendet [113].

Die Überdimensionierung des Spendergewebes um 0,5–1 mm führt zu einem leichteren Wundverschluss und einer tieferen Vorderkammer und erhöht außerdem den morphologischen Erfolg der Hornhauttransplantation bei Kinderaugen, wodurch die Inzidenz von Keratoplastik-assoziierten Glaukomen verringert wird [113].

Nach der Operation sollte bis zur vollständigen Entfernung der Fäden eine prophylaktische lokale Antibiotikatherapie mit Fluorchinolonen, bei Kindern vorzugsweise mit Moxifloxacin, sowie eine regelmäßige Kontrolle des Augeninnendrucks durchgeführt werden. Die (teilweise) Entfernung der Fäden sollte im ersten Lebensjahr nach 4–6 Wochen erfolgen, bei älteren Kindern verlängert sich die Zeit bis zum Fadenziehen als Faustregel pro Lebensjahr um etwa 1 Monat. Oberflächliche Neovaskularisationen im Bereich von losen Fäden können eine Transplantatabstoßung begünstigen. Lose oder gebrochene Fäden sollten daher so schnell wie möglich entfernt werden, da sie auch ein erhöhtes Infektionsrisiko darstellen [115, 116].

Die Überlebensraten nach einer Transplantation hängen in hohem Maße von der zugrunde liegenden Diagnose ab. Im Prinzip ist die Abstoßungsrate bei Kindern höher als bei Erwachsenen [115–117]. Die Wahrscheinlichkeit einer Transplantatabstoßung liegt in den ersten vier Lebensjahren bei 50 % und bis zum Alter von 12 Jahren bei 27 %. Im Alter von 13 bis 19 Jahren sinkt die Abstoßungsrate auf etwa 10 % [118]. In den meisten Studien zeigt eine angeborene Hornhauttrübung schlechtere Ergebnisse als eine erworbene Hornhauttrübung. Das durchschnittliche Transplantatüberleben beträgt 45,2 ± 5,8 Monate [119].

Zu den Komplikationen der pädiatrischen Keratoplastik gehören in erster Linie ein erhöhtes Risiko der Abstoßung, die Entwicklung einer infektiösen Keratitis, die Lockerung der Fäden, die Entwicklung eines Glaukoms sowie die Entwicklung einer Phthisis. Diese Komplikationen sind in der Regel häufiger und schwerwiegender als bei Erwachsenen und können bei Kindern, die nur eingeschränkt kommunizieren können, schwierig zu diagnostizieren und zu behandeln sein. Erkennbare Symptome von Komplikationen können Photophobie, Rötungen und Epiphora sein [118].

Bei akutem Keratokonus (sehr selten bei Kindern) oder bei der seltenen Erkrankung Brittle Cornea wird kein Eingriff mittels pKPL empfohlen. Bei der Brittle Corneae besteht eine extrem hohe Brüchigkeit des Gewebes, die sogar zu spontanen Perforationen führen kann. Im akuten Verlauf sollte in diesen Fällen eine reine Nahtversorgung des Befundes durchgeführt werden. Nach dem Heilungsprozess und der narbigen Rekonstruktion kann dann eine Keratoplastik in Betracht gezogen werden, je nach Dicke des Empfängerbetts.

Da inzwischen eine Reihe von alternativen chirurgischen Therapiemethoden in Form von lamellären Transplantationsverfahren zur Verfügung stehen, ist die Notwendigkeit einer pKPL (vgl. Abb. 4.2) bei Kindern nur noch selten gegeben.

Abb. 4.2 Durchgeführte pKPL (B) bei Zustand nach mehrfacher Amotio-Chirurgie mit Verwendung von ÖL und dadurch bedingter sekundärer Hornhautdekompensation mit stromaler Fibrosierung und Vernarbung (A) bei einem 11 Jahre alten Jungen. (B) Die Hornhaut zeigt sich postoperativ zentral schön klar, die Einzelknopfnähte sind fest und das Transplantat liegt im Niveau ohne Anzeichen einer Abstoßungsreaktion.

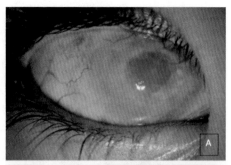
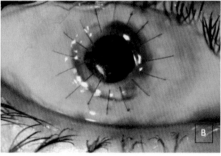

4.6 Pädiatrische tiefe anteriore lamelläre Keratoplastik (DALK)

Die tiefe anteriore lamelläre Keratoplastik (DALK) wird bei einer auf das Stroma begrenzten Hornhauttrübung durchgeführt, bei der eine einwandfreie Endothelfunktion vorhanden ist, z. B. bei Vernarbungen des Stromas nach Entzündungen, beim kindlichen Keratokonus oder bei Stromatrübungen im Rahmen von Systemerkrankungen wie der Mukopolysaccharidose (vgl. Abb. 4.3) [120].

Unter Umständen kann die DALK auch bei ausgeprägter Stromatrübung und gleichzeitiger Endotheldysfunktion bei Kindern sinnvoll sein, wenn z. B. eine perforierende Keratoplastik ein zu hohes Risiko birgt und das Stroma stark getrübt ist, sodass auch ein Transplantat mit Stromaödem von Vorteil ist. Die DALK kann also einen guten Kompromiss darstellen, wenn eine perforierende Keratoplastik als zu risikoreich eingestuft wird [95].

Neben dem geringeren Risiko einer Transplantatabstoßung bei der lamellären Keratoplastik wird ein nicht augeneröffnender Eingriff bevorzugt, der das Risiko intraoperativer Komplikationen, wie z. B. expulsive suprachoroidale Blutungen,

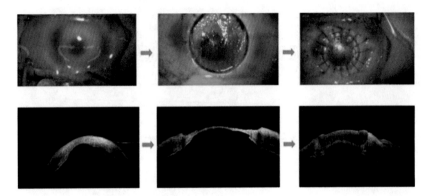

Abb. 4.3 Tiefe anteriore lamelläre Keratoplastik (DALK) bei einem sechs Monate alten Kind mit Peter's Anomalie: **Links:** Zunächst zeigt sich eine vollständig vaskularisierte, milchige Trübung der peripheren und mittelperipheren Hornhaut (oben). Unter Verwendung des intraoperativen OCT (iOCT) konnte analog zu diesem mikroskopischen Befund eine das gesamte Stroma betreffende Hyperreflektivität festgestellt werden; die periphere Hornhautdicke beträgt ca. 600 μm (unten). **Mitte:** Intraoperativer Befund unter dem Operationsmikroskop (oben) nach Einstellung eines Barron-Trepans von ca. 500 μm und Präparation einer Lamelle von 50–100 μm mit Hilfe des iOCT (unten). **Rechts:** Transplantation von Hornhautstroma ohne Endothel unter Verwendung einzelner Nähte (mikroskopische Ansicht oben) Postoperative Ergebnisse unter Betrachtung mit dem iOCT: Es konnte eine reduzierte stromale Reflektivität festgestellt werden (unten)

reduziert. Auch das Risiko eines Sekundärglaukoms ist aufgrund der geringeren Immunreaktion bei der lamellären Keratoplastik geringer. Aufgrund der verminderten Fibrinreaktion ist das Risiko einer Synechisierung der Kammerwinkel reduziert, sodass ein sekundärer Anstieg des Augeninnendrucks seltener auftritt.

Auch eine Verschlechterung eines bereits bestehenden Glaukoms kann auf diese Weise vermieden werden. Allerdings kann es zu einer postoperativen Dehiszenz mit Flüssigkeitsansammlung in der Grenzfläche kommen, die eine Gas/Luft-Injektion (Rebubbling) in die Vorderkammer erforderlich machen kann, was bei Kleinkindern mit einer erneuten Narkose verbunden ist.

In schweren Fällen, in denen eine lLimbusstammzellinsuffizienz mit klinisch signifikanter limbusübergreifender tieferHornhautneovaskularisation vorliegt, kann eine kombinierte Operation mit limbaler Stammzelltransplantation eine operative Option darstellen.

Allerdings kommt es sehr häufig zu einer Abstoßung der transplantierten Limbusstammzellen, weshalb die Indikation für solche Eingriffe in Abhängigkeit vom Ausmaß der bereits bestehenden Trübung gestellt werden muss.

4.7 Pädiatrische Endotheltransplantation

Die lamellären endothelialen Keratoplastiken werden derzeit als Descemet's Stripping (Automated) Endothelial Keratoplasty (DS(A)EK) oder als Descemet Membrane Endothelial Keratoplasty (DMEK) bei isolierter Endothelstörung durchgeführt. Die DSAEK, bei der das Transplantat zusätzlich zum Endothel/Descemet-Komplex eine dünne Stromalamelle aufweist, hat den Nachteil einer höheren Abstoßungsrate und eines etwas schlechteren Sehschärfenergebnisses im Vergleich zur DMEK mit Transplantation ausschließlich der Descemet-Membran und des Hornhautendothels bei Erwachsenen.

Bei Kindern erschweren die engen Vorderkammerverhältnisse und der hohe Glaskörperdruck generell die intraoperative Entfaltung. Darüber hinaus besteht ein erhöhtes Risiko für Linsenverletzungen, da die Linse bei Kindern im Vergleich zum Erwachsenenauge weiter vorne liegt. Außerdem lässt sich das erkrankte Endothel bei kleinen Kindern nur sehr schwer und unter Umständen sogar gar nicht entfernen, was die Anhaftung sowie Anlage der Endotheltransplantate deutlich verringert.

Es hat sich gezeigt, dass die DSAEK-Lamellen nach der Transplantation bei Erwachsenen besser haften, was sich in einer geringeren Rate an erneuten und notwendigen Rebubblings äußert. Dieser Aspekt der besseren Transplantathaftung und der geringeren Rebubbling-Rate ist bei Kleinkindern von Vorteil, da Rebubblings bei Säuglingen immer mit einer Anästhesie verbunden sind. [121, 122]. Darüber hinaus klart die Hornhaut bei der posterioren lamellären Keratoplastik in Form einer DSAEK tendenziell schneller auf, was bedeutet, dass bei Kindern schneller eine stabilere Refraktion erreicht werden kann, was eine frühzeitige Amblyopiebehandlung mit Okklusionstherapie und Refraktionsausgleich ermöglicht. Auch nach DSAEK können bei Transplantatdehiszenzen kurzfristige Kontrollen in Narkose mit eventuell erneuter Gas- oder Luftinjektionen in die Vorderkammer notwendig sein. Es konnte beobachtet werden, dassDehiszenzen in verschiedenen Studien bei Kindern häufiger aufgetreten waren, da eine konsequente Rückenlagerung bei Kleinkindern während der Phase, in der die Vorderkammer mit Gas/Luft gefüllt ist, schwer bis nicht möglich ist, was zu einer Transplantatdislokation oder –dehiszenz führen kann [122, 123]. Hier überwiegt der Vorteil der DSAEK gegenüber der DMEK in der Möglichkeit der Nahtfixierung des DSAEK-Transplantats. Dies kann das Risiko einer Dehiszenz/Dislokation des Transplantats erheblich verringern. Aus diesem Grund wird die DSAEK bei kleinen Kindern derzeit noch bevorzugt (vgl. Abb. 3.2 und 4.4).

Bei älteren Kindern kann jedoch durchaus eine DMEK in Betracht gezogen werden, allerdings ist die publizierte Datenlage noch gering, da bisher nur eine

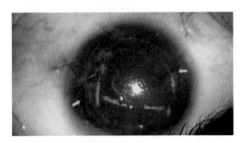

Abb. 4.4 Z. n. DSAEK bei einem vier Jahre alten Kind mit CHED: Das Transplantat wurde zusätzlich mit Einzelnähten fixiert (siehe Pfeile bei 2 und 7 Uhr), um eine Dislokation des Transplantats zu vermeiden und damit das Risiko eines erneuten Rebubblings unter Narkose für das Kind zu verringern

Einzelfallbeschreibung eines 12-jährigen Kindes vorliegt [124]. Ein vermehrter Einsatz der frühen pädiatrischen DMEK wird künftig im Wesentlichen von den Fixationsmöglichkeiten des Transplantates zur Reduktion der Rebubblingrate abhängen, eine Möglichkeit, die DSAEK-Transplantate mit der Naht-Fixation heute bereits bieten.

Das Endothel ist bei CHED-Patienten, wie bereits oben beschrieben, nur schwer oder gar nicht zu entfernen. In einer ersten Publikation über den Versuch einer Endotheltransplantation bei einem Patienten mit CHED wurde daher das DSAEK-Verfahren abgebrochen und intraoperativ auf eine pKPL umgestellt, weil das Endothel zu fest anhaftend war [122]. Inzwischen wird die Endotheltransplantation in solchen Situationen ohne Stripping durchgeführt.

Von erwachsenen Patienten ist bekannt, dass nach DMEK und DSAEK im Vergleich zur pKPL eine deutlich schnellere Aufklarung der Hornhaut erreicht wird, der postoperative Astigmatismus deutlich geringer ist und die Abstoßungsrate aufgrund der selteneren Immunreaktion deutlich niedriger ist. Inwieweit diese Vorteile auch für Kinder gelten, ist noch nicht ausreichend dokumentiert. Eine größere Serie (30 Augen von 16 Kindern) nach DSAEK bei CHED-Patienten deutet darauf hin, dass eine möglichst frühe Transplantation im Säuglingsalter zu besseren Viussergebnissen nach durchschnittlich 4 Jahren führen als durchgeführte Transplantationen im älteren Kindesalter [122]. Patienten, die ihre erste Keratoplastik vor dem sechsten Lebensjahr erhielten, zeigen tendenziell ein besseres postoperatives Sehergebnis als diejenigen, die nach dem sechsten Lebensjahrraren operiert wurden [118]. .

4.8 Pädiatrische Autorotationskeratoplastik

Die Autorotationskeratoplastik kann an Hornhäuten mit zentralen, durchgreifenden Narben oder Trübungen durchgeführt werden, wobei die periphere Hornhaut klar sein sollte.

Das Prinzip besteht in einer nach peripher verlagerten Trepanation unter Einbeziehung der zentralen Hornhauttrübung und Rotation der trepanierten Hornhaut, sodass die Trübung in die Peripherie verlagert wird (vgl. Abb. 4.5). Der Vorteil der fehlenden Abstoßung bei der Autorotationskeratoplastik sollte mit dem Nachteil einer höheren Irregularität und möglicherweise nur unvollständigen Klarheit der zentralen Hornhaut innerhalb der optischen Achse gegenübergestellt werden, wenn eine Entscheidung zwischen einer Autorotation und einer allogenen Keratoplastik getroffen werden muss [95].

MERKE: Bei der Autokeratoplastik wird zwischen ipsilateraler und kontralateraler Autokeratoplastik unterschieden

- Die kontralaterale Autokeratoplastik wird durchgeführt, wenn ein Auge mit klarer Hornhaut aufgrund einer z. B. Netzhauterkrankung eine schlechte Sehprognose hat und das Partnerauge eine gute Netzhautfunktion aufweist, während die Hornhaut getrübt ist. Bei diesem Verfahren wird eine perforierende Keratoplastik (pKPL) auf beiden Seiten durchgeführt und die Hornhaut wechselt die Seiten [125].
- Für die ipsilaterale Autorotationskeratoplastik kommen Patienten infrage, deren Hornhaut noch transparente Bereiche aufweist, die zentral rotiert werden können. Diese Hornhäute werden meist exzentrisch trepaniert und in eine Position gedreht, in der das Zentrum postoperativ hierdurch klar wird [126]. Die Zielgröße für diesen klaren Bereich ist eine freie optische Achse von 4–5 mm [127].

Dieses Verfahren bietet bei Kindern eine längere und bessere Prognose als die allogene pKPL, aber das refraktive Ergebnis ist aufgrund der dezentrierten Trepanation durch das teilweise andere Hornhautgewebe und aufgrund der fehlenden Übergröße des Transplantats schlechter. Um ein gutes kosmetisches Ergebnis zu erzielen, sollte die persistierende Hornhauttrübung unter das Oberlid gedreht werden.

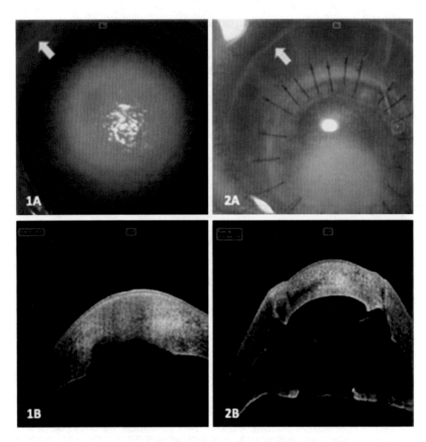

Abb. 4.5 Pädiatrische Autorotationskeratoplastik bei einem dreijährigen Kind: **1 A:** Präoperativ zeigt sich eine dichte zentrale Hornhauttrübung innerhalb der zentralen optischen Achse und eine vorgelagerte Schwalbe- Linie (siehe weißer Pfeile). Vor der Operation wurde die Pupille therapeutisch weit getropft, um eine bessere Sehentwicklung des Kindes zu ermöglichen. **1B:** Intraoperatives mikroskopisches Bild: Das iOCT zeigt eine Hyperreflektivität des gesamten Stromas im Trübungsbereich und fehlendes Endothel in der Trübungszone. Bei fehlendem Endothel sollte man sich gegen eine DALK und für eine Autorotationskeratoplastik entscheiden und in diesem Fall eine Autrotationskeratoplastik mit nach oben dezentrierter Trepanation unter Einbeziehung der kompletten Trübungszone durchführen. 2 A: Postoperativ ist die Pupille zentral zu sehen und die zentrale optische Achse ist weitgehend freigelegt. 2B: Im postoperativen iOCT war die zentrale Hornhaut dünner mit einer intakten Endothelschicht und verbesserter Reflektivität.

Vorteile dieser Verfahren sind das Ausbleiben von Abstoßungsreaktionen, der nur kurzfristige Bedarf an Steroiden und der lange Erhalt des Endothels im Vergleich zur allogenen Transplantation (15 % Endothelzellverlust nach einem Jahr bei der Autorotationskeratoplastik vs. 40 % bei der pKPL nach einem Jahr) [128].

Nachteile sind die Induktion eines Astigmatismus, der in manchen Fällen sogar höher sein kann als bei einer allogenen pKPL, bedingt durch die Naht des im Interface gelegenen pathologischen Gewebes mit erhöhter Nahtspannung und die exzentrische Trepanation [129].

Weitere Nachteile sind die persistierenden Resttrübungen am Transplantat, die in der Peripherie verbleiben, und dass insgesamt nur wenige Patienten für dieses Verfahren in Frage kommen und daher keine größeren Studien vorliegen.

4.9 Pädiatrische Keratoprothese

Die Keratoprothese ist eine künstliche Hornhaut mit einer zentralen Optik aus klarem, inerten Material, die die Übertragung von Bildern durch eine ansonsten trübe natürliche Hornhaut ermöglicht.

Die am häufigsten verwendete Keratoprothese bei Kindern war die Bostoner Keratoprothese Typ I (BKPro I). Die Rückwand der BKPro I war für pädiatrische Patienten mit einem kleineren Durchmesser (7,0 mm Durchmesser) erhältlich. In den meisten Fällen wurde die Aphakisierung auch bei Kindern intraoperativ durchgeführt, da sich dabei häufig ein Katarakt entwickelt. Mit dem BKPro I gibt es Modelle für aphake und pseudophake Augen [130–132]. Da die Komplikationsrate bei der BKPro I bereits bei Erwachsenen sehr hoch ist und bei Kindern noch einmal häufiger und schlechter kontrollierbar ein absolutes Glaukom und eine Endophthalmitis entstehen können, wird die BKPro I bei Kindern nicht mehr eingesetzt [132].

Was Sie aus diesem *essential* mitnehmen können

- Die Ursachen und die Klinik von angeborenen Hornhauttrübungen sind vielfältig.
- Eine frühzeitige und korrekte Diagnose ist von zentraler Bedeutung, um der drohenden Entwicklung einer Amblyopie gezielt entgegenwirken zu können.
- Neue Diagnosemodalitäten wie die optische Kohärenztomographie bieten hier eine wichtige Hilfestellung.
- Bei Kindern mit angeborenen Hornhauttrübungen gibt es viele besondere Herausforderungen in der chirurgischen Versorgung, die stets berücksichtigt werden müssen.
- Verbesserte Untersuchungsmöglichkeiten und neue lamelläre Behandlungsoptionen helfen, die perforierende Keratoplastik mit ihrem hohen Komplikationsspektrum bei Kindern zu vermeiden, um diesen jungen Patienten langfristig ein möglichst zufriedenstellendes Sehen zu ermöglichen.

Literatur

1. Weiss JS, Møller HU, Lisch W, et al. The IC3D classification of the corneal dystrophies. Cornea. 2008, (27) 1–83.
2. Weiss JS, Møller HU, Lisch W, et al. IC3D classification of corneal dystrophies--edition 2. Cornea. 2015 34 (2):117–59.
3. Vanathi M, Panda A, Vengayil S, Chaudhuri Z, Dada T. Pediatric keratoplasty. *Surv Ophthalmol.* 2009;54(2):245–271.
4. Bermejo E, Martinez-Frias ML. Congenital eye malformations: clinical-epidemiological analysis of 1,124,654 consecutive births in Spain. *Am J Med Genet.* 1998;75(5):497–504.
5. Dana MR, Moyes AL, Gomes JA, et al. The indications for and outcome in pediatric keratoplasty. A multicenter study. *Ophthalmology.* 1995;102(8):1129–1138.
6. Frueh BE, Brown SI. Transplantation of congenitally opaque corneas. *Br J Ophthalmol.* 1997;81(12):1064–1069.
7. Stulting RD, Sumers KD, Cavanagh HD, Waring GO, 3rd, Gammon JA. Penetrating keratoplasty in children. *Ophthalmology.* 1984;91(10):1222–1230.
8. Zaidman GW. Pediatric Corneal Transplant Surgery. In: Copeland Jr RA, Afshari NA, eds. *Principles and Practice of Cornea.* Jaypee Brothers Medical Publishers; 2013:1072–1078.
9. Kumar P, Hammersmith KM, Eagle Jr. RC. Congenital Corneal Opacities: Diagnosis and Management. In: Mannis M, Holland E, eds. *Cornea.* 5 ed.: Elsevier; 2021:185–203.
10. Fayed MA, Chen TC. Pediatric intraocular pressure measurements: Tonometers, central corneal thickness, and anesthesia. *Surv Ophthalmol.* 2019;64(6):810–825.
11. Majander AS, Lindahl PM, Vasara LK, Krootila K. Anterior segment optical coherence tomography in congenital corneal opacities. *Ophthalmology.* 2012;119(12):2450–2457.
12. Siebelmann S, Bachmann B, Lappas A, Dietlein T, Steven P, Cursiefen C. [Intraoperative optical coherence tomography for examination of newborns and infants under general anesthesia]. *Ophthalmologe.* 2016;113(8):651–655.
13. Siebelmann S, Bachmann B, Matthaei M, et al. [Microscope-integrated intraoperative optical coherence tomography in examination of pediatric patients under anesthesia]. *Ophthalmologe.* 2018;115(9):785–792.

© Der/die Herausgeber bzw. der/die Autor(en), exklusiv lizenziert an Springer-Verlag GmbH, DE, ein Teil von Springer Nature 2022
S. B. Zwingelberg, *Diagnostik und chirurgische Therapie kindlicher Hornhauttrübungen,* essentials, https://doi.org/10.1007/978-3-662-66266-3

14. Siebelmann S, Hermann M, Dietlein T, Bachmann B, Steven P, Cursiefen C. Intraoperative Optical Coherence Tomography in Children with Anterior Segment Anomalies. *Ophthalmology.* 2015;122(12):2582–2584.

15. Siebelmann S, Matthaei M, Heindl LM, Bachmann BO, Cursiefen C. [Intraoperative Optical Coherence Tomography (MI-OCT) for the Treatment of Corneal Dystrophies]. *Klin Monbl Augenheilkd.* 2018;235(6):714–720.

16. Nischal KK. Genetics of Congenital Corneal Opacification--Impact on Diagnosis and Treatment. Cornea. 2015 Oct;34 Suppl 10:S24-34. doi: https://doi.org/10.1097/ICO. 0000000000000552.

17. Lisch W, Weiss JS. Clinical and genetic update of corneal dystrophies. Exp Eye Res. 2019 Sep; 186:107715.

18. Nischal KK. A new approach to the classification of neonatal corneal opacities. *Curr Opin Ophthalmol.* 2012;23(5):344–354.

19. Seitz B, Lisch W, Weiss J. [The revised newest IC(3)D classification of corneal dystrophies]. *Klin Monbl Augenheilkd.* 2015;232(3):283–294.

20. Chung DD, Frausto RF, Cervantes AE, Gee KM, Zakharevich M, Hanser EM, Stone EM, Heon E, Aldave AJ. Confirmation of the OVOL2 Promoter Mutation c.-307T>C in Posterior Polymorphous Corneal Dystrophy 1. PLoS One. 2017 Jan 3;12(1):e0169215.

21. Liskova P, Dudakova L, Evans CJ, et al. Ectopic GRHL2 Expression Due to Non-coding Mutations Promotes Cell State Transition and Causes Posterior Polymorphous Corneal Dystrophy 4. *Am J Hum Genet.* 2018;102(3):447–459.

22. Héon E, Mathers WD, Alward WL, Weisenthal RW, Sunden SL, Fishbaugh JA, Taylor CM, Krachmer JH, Sheffield VC, Stone EM. Linkage of posterior polymorphous corneal dystrophy to 20q11. Hum Mol Genet. 1995 Mar;4(3):485–8.

23. Aldahmesh MA, Khan AO, Meyer BF, Alkuraya FS. Mutational spectrum of SLC4A11 in autosomal recessive CHED in Saudi Arabia. Invest Ophthalmol Vis Sci. 2009 Sep;50(9):4142–5. doi: https://doi.org/10.1167/iovs.08-3006. Epub 2009 Apr 15.

24. Moshirfar M, Drake TM, Ronquillo Y. Congenital Hereditary Endothelial Dystrophy. 2021 Aug 11. In: StatPearls [Internet]. Treasure Island (FL): StatPearls Publishing; 2021 Jan–. PMID: 32310524.

25. Ehlers N, Modis L, Moller-Pedersen T. A morphological and functional study of Congenital Hereditary Endothelial Dystrophy. Acta Ophthalmol Scand. 1998;76:314–318.

26. Bredrup C, Knappskog PM, Majewski J, Rodahl E, Boman H. Congenital stromal dystrophy of the cornea caused by a mutation in the decorin gene. *Invest Ophthalmol Vis Sci.* 2005;46(2):420–426.

27. Schmid E, Lisch W, Philipp W, et al. A new, X-linked endothelial corneal dystrophy. *Am J Ophthalmol.* 2006;141(3):478–487.

28. Sommer F, Pillunat LE. [Epibulbar dermoids--clinical features and therapeutic methods]. *Klin Monbl Augenheilkd.* 2004;221(10):872–877.

29. Weidle EG, Thiel HJ, Lisch W, Steuhl KP. Hornhautkomplikationen beim Goldenhar-Gorlin-Syndrom [Corneal complications in Goldenhar-Gorlin syndrome]. Klin Monbl Augenheilkd. 1987 May;190(5):436–8.

30. Margolis S, Aleksic S, Charles N, McCarthy J, Greco A, Budzilovich G. Retinal and optic nerve findings in Goldenhar-Gorlin syndrome. Ophthalmology. 1984 Nov;91(11):1327–33.

31. Kelberman D, Islam L, Jacques TS, et al. CYP1B1-related anterior segment developmental anomalies novel mutations for infantile glaucoma and von Hippel's ulcer revisited. *Ophthalmology.* 2011;118(9):1865–1873.

32. Ali M, Buentello-Volante B, McKibbin M, et al. Homozygous FOXE3 mutations cause non-syndromic, bilateral, total sclerocornea, aphakia, microphthalmia and optic disc coloboma. Mol Vis. 2010;16:1162–1168.

33. Zhang BN, Wong TCB, Yip YWY, Liu Z, Wang C, Wong JSC, He JN, Chan TCY, Jhanji V, Pang CP, Zhao H, Chu WK. A sclerocornea-associated RAD21 variant induces corneal stroma disorganization. Exp Eye Res. 2019 Aug;185:107687.

34. Weisschuh N, Wolf C, Wissinger B, Gramer E. A novel mutation in the FOXC1 gene in a family with Axenfeld-Rieger syndrome and Peters' anomaly. *Clin Genet.* 2008;74(5):476–480.

35. Vincent A, Billingsley G, Priston M, et al. Further support of the role of CYP1B1 in patients with Peters anomaly. *Mol Vis.* 2006;12:506–510.

36. Zhang X, Tong Y, Xu W, et al. Two novel mutations of the PAX6 gene causing different phenotype in a cohort of Chinese patients. *Eye (Lond).* 2011;25(12):1581–1589.

37. Arikawa A, Yoshida S, Yoshikawa H, et al. Case of novel PITX2 gene mutation associated with Peters' anomaly and persistent hyperplastic primary vitreous. *Eye (Lond).* 2010;24(2):391–393.

38. Tumer Z, Bach-Holm D. Axenfeld-Rieger syndrome and spectrum of PITX2 and FOXC1 mutations. *Eur J Hum Genet.* 2009;17(12):1527–1539.

39. Vincent A, Billingsley G, Priston M, et al. Further support of the role of CYP1B1 in patients with Peters anomaly. Mol Vis. 2006;12:506–510 ; Arikawa A, Yoshida S, Yoshikawa H, et al. Case of novel PITX2 gene mutation associated with Peters' anomaly and persistent hyperplastic primary vitreous. Eye (Lond). 2010;24:391–393.

40. Lesnik Oberstein SAJ, Ruivenkamp CAL, Hennekam RC. Peters Plus Syndrome. 2007 Oct 8 [updated 2017 Aug 24]. In: Adam MP, Ardinger HH, Pagon RA, Wallace SE, Bean LJH, Gripp KW, Mirzaa GM, Amemiya A, editors. GeneReviews® [Internet]. Seattle (WA): University of Washington, Seattle; 1993–2021.

41. Sharif Z, Sharif W. Corneal neovascularization: updates on pathophysiology, investigations & management. Rom J Ophthalmol. 2019 Jan-Mar;63(1):15–22.

42. Cohen MM Jr. Hallermann-Streiff syndrome: a review. Am J Med Genet. 1991 Dec 15;41(4):488-99. doi: https://doi.org/10.1002/ajmg.1320410423.

43. Chen CL, Peng J, Jia XG, Liu ZW, Zhao PQ. Hallermann-Streiff syndrome with bilateral microphthalmia, pupillary membranes and cataract absorption. Int J Ophthalmol. 2017 Jun 18;10(6):1016–1018. doi: https://doi.org/10.18240/ijo.2017.06.30.

44. Sarkar H, Moore W, Leroy BP, Moosajee M. CUGC for congenital primary aphakia. Eur J Hum Genet. 2018 Aug;26(8):1234–1237. doi: https://doi.org/10.1038/s41431-018-0171-x. Epub 2018 May 16.

45. Valleix S, Niel F, Nedelec B, Algros MP, Schwartz C, Delbosc B, Delpech M, Kantelip B. Homozygous nonsense mutation in the FOXE3 gene as a cause of congenital primary aphakia in humans. Am J Hum Genet. 2006 Aug;79(2):358-64. doi: https://doi.org/10.1086/505654. Epub 2006 Jun 8.

46. Azari AA, Rezaei Kanavi M, Thompson MJ, Altaweel MM, Potter HD, Albert DM. Iridocorneal endothelial syndrome. JAMA Ophthalmol. 2014 Jan;132(1):56. doi: https://doi.org/10.1001/jamaophthalmol.2013.247.

47. Sacchetti M, Mantelli F, Marenco M, Macchi I, Ambrosio O, Rama P. Diagnosis and Management of Iridocorneal Endothelial Syndrome. Biomed Res Int. 2015;2015:763093. doi: https://doi.org/10.1155/2015/763093. Epub 2015 Sep 16.

48. Sutra P, Rose-Nussbaumer J, Gonzales JA, Wang K, Hinterwirth A, Seitzman G, Bloomer M, Acharya N, Doan T. Metagenomic Deep Sequencing to Investigate for an Infectious Etiology of Iridocorneal Endothelial Syndrome. Cornea. 2020 Oct;39(10):1307–1310. doi: https://doi.org/10.1097/ICO.0000000000002368.

49. Lewis CJ, Hedberg-Buenz A, DeLuca AP, Stone EM, Alward WLM, Fingert JH. Primary congenital and developmental glaucomas. Hum Mol Genet. 2017 Aug 1;26(R1):R28–R36. doi: https://doi.org/10.1093/hmg/ddx205.

50. Azmanov DN, Dimitrova S, Florez L, Cherninkova S, Draganov D, Morar B, Saat R, Juan M, Arostegui JI, Ganguly S, Soodyall H, Chakrabarti S, Padh H, López-Nevot MA, Chernodrinska V, Anguelov B, Majumder P, Angelova L, Kaneva R, Mackey DA, Tournev I, Kalaydjieva L. LTBP2 and CYP1B1 mutations and associated ocular phenotypes in the Roma/Gypsy founder population. Eur J Hum Genet. 2011 Mar;19(3):326–33. doi: https://doi.org/10.1038/ejhg.2010.181. Epub 2010 Nov 17.

51. Hanson IM. PAX6 and congenital eye malformations. *Pediatr Res.* 2003;54(6):791–796.

52. van Heyningen V, Williamson KA. PAX6 in sensory development. *Hum Mol Genet.* 2002;11(10):1161–1167.

53. Weisschuh N, Wolf C, Wissinger B, et al. A novel mutation in the FOXC1 gene in a family with Axenfeld-Rieger syndrome and Peters' anomaly. Clin Genet. 2008;74:476–480.

54. Tümer Z, Bach-Holm D. Axenfeld-Rieger syndrome and spectrum of PITX2 and FOXC1 mutations. Eur J Hum Genet. 2009;17:1527–1539.

55. Aldave AJ, Sonmez B, Bourla N, et al. Autosomal dominant cornea plana is not associated with pathogenic mutations in DCN, DSPG3, FOXC1, KERA, LUM, or PITX2. Ophthalmic Genet. 2007;28:57–67.

56. Lim HT, Kim DH, Kim H. PAX6 aniridia syndrome: clinics, genetics, and therapeutics. Curr Opin Ophthalmol. 2017 Sep;28(5):436–447. ; Landsend ES, Utheim ØA, Pedersen HR, Lagali N, Baraas RC, Utheim TP. The genetics of congenital aniridia-a guide for the ophthalmologist. Surv Ophthalmol. 2018 Jan-Feb;63(1):105–113.

57. Bremond-Gignac D. Aniridie congénitale de l'enfant [Congenital aniridia in children]. Rev Prat. 2019 Jan;69(1):67–70. French. PMID: 30983291.

58. Bachmann B, Händel A, Siebelmann S, Matthaei M, Cursiefen C. Mini-Descemet Membrane Endothelial Keratoplasty for the Early Treatment of Acute Corneal Hydrops in Keratoconus. Cornea. 2019 Aug;38(8):1043–1048. doi: https://doi.org/10.1097/ICO.0000000000002001.

59. Händel A, Siebelmann S, Hos D, Ögrünc F, Matthaei M, Cursiefen C, Bachmann B. Comparison of Mini-DMEK versus predescemetal sutures as treatment of acute hydrops in keratoconus. Acta Ophthalmol. 2021 Dec;99(8):e1326–e1333. doi: https://doi.org/10.1111/aos.14835. Epub 2021 May 4.

60. R. Rochels: *Akuter Keratokonus beim Down-Syndrom.* In: *Albrecht von Graefes Archiv für Klinische und Experimentelle Ophthalmologie.* Band 212, 1979, S. 117–128, doi:https://doi.org/10.1007/BF00587603.

61. *Keratokonus – das Rätsel der Pathogenese.*(PDF) In: *Klinische Monatsblätter für Augenheilkunde*, 1986, S. 365 ff.
62. E. D. Donnenfeld, H. D. Perry, R. P. Gibralter, H. J. Ingraham, I. J. Udell: *Keratoconus associated with floppy eyelid syndrome.* In: *Ophthalmology*, Band 98, Nummer 11, November 1991, S. 1674–1678.
63. Dhooge T, Van Damme T, Syx D, Mosquera LM, Nampoothiri S, Radhakrishnan A, Simsek-Kiper PO, Utine GE, Bonduelle M, Migeotte I, Essawi O, Ceylaner S, Al Kindy A, Tinkle B, Symoens S, Malfait F. More than meets the eye: Expanding and reviewing the clinical and mutational spectrum of brittle cornea syndrome. Hum Mutat. 2021 Jun;42(6):711–730. doi: https://doi.org/10.1002/humu.24199.
64. Porter LF, Gallego-Pinazo R, Keeling CL, Kamieniorz M, Zoppi N, Colombi M, Giunta C, Bonshek R, Manson FD, Black GC. Bruch's membrane abnormalities in PRDM5-related brittle cornea syndrome. Orphanet J Rare Dis. 2015 Nov 11;10:145. doi: https://doi.org/10.1186/s13023-015-0360-4.
65. Abu A, Frydman M, Marek D, Pras E, Nir U, Reznik-Wolf H, Pras E. Deleterious mutations in the Zinc-Finger 469 gene cause brittle cornea syndrome. Am J Hum Genet. 2008 May;82(5):1217–22. doi: https://doi.org/10.1016/j.ajhg.2008.04.001.
66. Verma AS, Fitzpatrick DR. Anophthalmia and microphthalmia. Orphanet J Rare Dis. 2007 Nov 26;2:47. doi: https://doi.org/10.1186/1750-1172-2-47.
67. Sanderson B, Leach C, Zein M, Islam O, MacLean G, Strube YNJ, Guerin A. Bilateral severe microphthalmia in a neonate with trisomy 8 mosaicism: A new finding. Am J Med Genet A. 2021 Feb;185(2):534–538. doi: https://doi.org/10.1002/ajmg.a.61955.
68. Jamjoom H, Osman M, AlMoallem B, Osman EA. Oculocerebrocutaneous syndrome (Delleman Oorthuys syndrome) associated with congenital glaucoma: A case report. Eur J Ophthalmol. 2020 Nov 4:1120672120964696. doi: https://doi.org/10.1177/112 0672120964696.
69. Dickmann A, Parrilla R, Salerni A, Savino G, Vasta I, Zollino M, Petroni S, Zampino G. Ocular manifestations in Wolf-Hirschhorn syndrome. J AAPOS. 2009 Jun;13(3):264–7. doi: https://doi.org/10.1016/j.jaapos.2009.02.011.
70. Z. Sohajda, D. Holló, A. Berta, L. Módis: *Microcornea associated with myopia.* In: *Graefe's archive for clinical and experimental ophthalmology = Albrecht von Graefes Archiv für klinische und experimentelle Ophthalmologie.* Bd. 244, Nr. 9, September 2006, S. 1211–1213, doi:https://doi.org/10.1007/s00417-006-0264-z.
71. S. P. Kelly, A. R. Fielder: *Microcornea associated with retinopathy of prematurity.* In: *The British journal of ophthalmology.* Bd. 71, Nr. 3, März 1987, S. 201–203.
72. Kloeckener-Gruissem B, Vandekerckhove K, Nürnberg G, Neidhardt J, Zeitz C, Nürnberg P, Schipper I, Berger W. Mutation of solute carrier SLC16A12 associates with a syndrome combining juvenile cataract with microcornea and renal glucosuria. Am J Hum Genet. 2008 Mar;82(3):772–9. doi: https://doi.org/10.1016/j.ajhg.2007.12.013.
73. Khan K, Al-Maskari A, McKibbin M, Carr IM, Booth A, Mohamed M, Siddiqui S, Poulter JA, Parry DA, Logan CV, Hashmi A, Sahi T, Jafri H, Raashid Y, Johnson CA, Markham AF, Toomes C, Rice A, Sheridan E, Inglehearn CF, Ali M. Genetic heterogeneity for recessively inherited congenital cataract microcornea with corneal opacity. Invest Ophthalmol Vis Sci. 2011 Jun 16;52(7):4294–9. doi: https://doi.org/10.1167/ iovs.10-6776.

74. Cai XB, Wu KC, Zhang X, Lv JN, Jin GH, Xiang L, Chen J, Huang XF, Pan D, Lu B, Lu F, Qu J, Jin ZB. Whole-exome sequencing identified ARL2 as a novel candidate gene for MRCS (microcornea, rod-cone dystrophy, cataract, and posterior staphyloma) syndrome. Clin Genet. 2019 Jul;96(1):61–71. doi: https://doi.org/10.1111/cge.13541.
75. Weisschuh N, Wolf C, Wissinger B, et al. A clinical and molecular genetic study of German patients with primary congenital glaucoma. Am J Ophthalmol. 2009;147:744–753.
76. Kaur K, Gurnani B. Primary Congenital Glaucoma. 2021 Sep 30. In: StatPearls [Internet]. Treasure Island (FL): StatPearls Publishing; 2021 Jan
77. Faiq M, Mohanty K, Dada R, Dada T. Molecular Diagnostics and Genetic Counseling in Primary Congenital Glaucoma. J Curr Glaucoma Pract. 2013 Jan-Apr;7(1):25–35. doi: https://doi.org/10.5005/jp-journals-10008-1133.
78. Ava S, Demirtaş AA, Karahan M, Erdem S, Oral D, Keklikçi U. Genetic analysis of patients with primary congenital glaucoma. Int Ophthalmol. 2021 Jul;41(7):2565–2574. doi: https://doi.org/10.1007/s10792-021-01815-z.
79. AlQahtani E, Godoy F, Lyons C. Enlarging corneoscleral cyst in a 2-year-old girl. J AAPOS. 2015 Aug;19(4):389–91.
80. Park MS, Yoon CH, Kim YW, Lee HJ, Yu YS, Oh JY. Progressive Intrascleral Epithelial Cyst With Intracorneal Extension. J Pediatr Ophthalmol Strabismus. 2019 Mar 25;56:e20–e23.
81. Mahmood MA, Awad A. Congenital sclerocorneal epithelial cyst. Am J Ophthalmol. 1998 Nov;126(5):740–1.
82. Kalamkar C, Mukherjee A. Primary Corneoscleral Cyst in a Pediatric Patient. Case Rep Ophthalmol. 2017 Aug 3;8(2):425–428.
83. Lee TL, Lee HY, Tan JCH. Terrien Marginal Degeneration Complicated by a Corneoscleral Cyst. Cornea. 2018 May;37(5):658–660
84. Sornalingam K, Javed A, Aslam T, Sergouniotis P, Jones S, Ghosh A, Ashworth J. Variability in the ocular phenotype in mucopolysaccharidosis. Br J Ophthalmol. 2019 Apr;103(4):504–510. doi: https://doi.org/10.1136/bjophthalmol-2017-311749.
85. Lisch W, Pitz S, Geerling G. Therapy for systemic metabolic disorders based on the detection of basic corneal landmarks in childhood. Klin Monbl Augenheilkd. 2013 Jun;230(6):575–81. German. doi: https://doi.org/10.1055/s-0032-1328524.
86. Reich M, Reinhard T, Lagrèze WA. Hornhautveränderungen im Säuglings- und Kindesalter als Ausdruck systemischer Stoffwechselerkrankungen [Corneal Changes in Infancy and Childhood as an Expression of Systemic Metabolic Diseases]. Klin Monbl Augenheilkd. 2020 Jun;237(6):761–771. German. doi: https://doi.org/10.1055/a-1114-1887
87. Naik MP, Sethi HS, Dabas S. Ocular cystinosis: Rarity redefined. Indian J Ophthalmol. 2019 Jul;67(7):1158–1159. doi: https://doi.org/10.4103/ijo.IJO_1467_18.
88. Rohrbach JM, Szurman P, Bartz-Schmidt KU. Augenverletzungen im Kindes- und Jugendalter [Eye trauma in childhood and youth]. Klin Monbl Augenheilkd. 2004 Aug;221(8):636–45. German. doi: https://doi.org/10.1055/s-2004-812903. PMID: 15343447.
89. Whitcher JP, Srinivasan M, Upadhyay MP. Corneal blindness: a global perspective. Bull World Health Organ. 2001;79(3):214–21.

90. Di Zazzo A, Antonini M, Fernandes M, Varacalli G, Sgrulletta R, Coassin M. A global perspective of pediatric non-viral keratitis: literature review. Int Ophthalmol. 2020 Oct;40(10):2771–2788. doi: https://doi.org/10.1007/s10792-020-01451-z.

91. Kunimoto DY, Sharma S, Reddy MK, Gopinathan U, Jyothi J, Miller D, Rao GN. Microbial keratitis in children. Ophthalmology. 1998 Feb;105(2):252–7. doi: https://doi.org/10.1016/s0161-6420(98)92899-8. PMID: 9479283.

92. Gallardo MJ, Johnson DA, Gaviria J, et al. Isolated herpes simplex keratoconjunctivitis in a neonate born by cesarean delivery. J AAPOS. 2005;9:285–287.

93. Ullman S, Roussel TJ, Culbertson WW, Forster RK, Alfonso E, Mendelsohn AD, Heidemann DG, Holland SP. Neisseria gonorrhoeae keratoconjunctivitis. Ophthalmology. 1987 May;94(5):525–31. doi: https://doi.org/10.1016/s0161-6420(87)33415-3.

94. Coppens I, Abu el-Asrar AM, Maudgal PC, Missotten L. Incidence and clinical presentation of chlamydial keratoconjunctivitis: a preliminary study. Int Ophthalmol. 1988;12(4):201–5. doi: https://doi.org/10.1007/BF00133933.

95. Bachmann B, Avgitidou G, Siebelmann S, Cursiefen C. [Pediatric corneal surgery and corneal transplantation]. *Ophthalmologe*. 2015;112(2):110–117.

96. Kim YW, Choi HJ, Kim MK et al., Clinical outcome of penetrating keratoplasty in patients 5 years or younger: peters anomaly versus sclerocornea. Cornea. 2013 32:1432–1436

97. Di Zazzo A, Bonini S, Crugliano S, Fortunato M. The challenging management of pediatric corneal transplantation: an overview of surgical and clinical experiences. Jpn J Ophthalmol. 2017 May;61(3):207–217. doi: https://doi.org/10.1007/s10384-017-0510-4.

98. Vanathi M, Panda A, Vengayil S, Chaudhuri Z, Dada T. Pediatric keratoplasty. Surv Ophthalmol. 2009b Mar-Apr;54(2):245–71. doi: https://doi.org/10.1016/j.survophthal. 2008.12.011.

99. Kollias AN, Spitzlberger GM, Thurau S, Grüterich M, Lackerbauer CA. Phototherapeutic keratectomy in children. J Refract Surg. 2007 Sep;23(7):703–8.

100. Autrata R, Rehurek J, Vodicková K. Phototherapeutic keratectomy in children: 5-year results. J Cataract Refract Surg. 2004 Sep;30(9):1909–16. doi: https://doi.org/10.1016/j.jcrs.2004.02.047

101. Padmanabhan P, Rachapalle Reddi S, Rajagopal R et al. (2017) Corneal Collagen Cross-Linking for Keratoconus in Pediatric Patients-Long-Term Results. Cornea 36:138–143

102. Mukhtar S, Ambati BK (2018) Pediatric keratoconus: a review of the literature. Int Ophthalmol 38:2257–2266

103. Courage ML, Adams RJ, Reyno S et al. (1994) Visual acuity in infants and children with Down syndrome. Dev Med Child Neurol 36:586–593

104. Torres Netto EA, Al-Otaibi WM, Hafezi NL et al. (2018) Prevalence of keratoconus in paediatric patients in Riyadh, Saudi Arabia. Br J Ophthalmol 102:1436–1441

105. Avgitidou G, Siebelmann S, Bachmann B et al. (2015) Brittle Cornea Syndrome: Case Report with Novel Mutation in the PRDM5 Gene and Review of the Literature. Case Rep Ophthalmol Med 2015:637084

106. Buzzonetti L, Bohringer D, Liskova P et al. (2020) Keratoconus in Children: A Literature Review. Cornea 39:1592–1598

107. Leoni-Mesplie S, Mortemousque B, Touboul D et al. (2012) Scalability and severity of keratoconus in children. Am J Ophthalmol 154:56–62 e51

108. Chatzis N, Hafezi F (2012) Progression of keratoconus and efficacy of pediatric [corrected] corneal collagen cross-linking in children and adolescents. J Refract Surg 28:753–758

109. Wollensak G, Spoerl E, Seiler T (2003) Riboflavin/ultraviolet-a-induced collagen crosslinking for the treatment of keratoconus. Am J Ophthalmol 135:620–627

110. Li J, Ji P, Lin X (2015) Efficacy of corneal collagen cross-linking for treatment of keratoconus: a meta-analysis of randomized controlled trials. PLoS One 10:e0127079

111. Mazzotta C, Traversi C, Baiocchi S et al. (2018) Corneal Collagen Cross-Linking With Riboflavin and Ultraviolet A Light for Pediatric Keratoconus: Ten-Year Results. Cornea 37:560–566

112. Junemann A, Gusek GC, Naumann GO (1996) [Optical sector iridectomy: an alternative to perforating keratoplasty in Peters' anomaly]. Klin Monbl Augenheilkd 209:117–124

113. Trief D, Marquezan MC, Rapuano CJ, Prescott CR. Pediatric corneal transplants. Curr Opin Ophthalmol. 2017 Sep;28(5):477–484.

114. Seitz B, Lisch W. Stage-related therapy of corneal dystrophies. Dev Ophthalmol. 2011; 48:116–153.

115. Karadag R, Chan TC, Azari AA, Nagra PK, Hammersmith KM, Rapuano CJ. Survival of Primary Penetrating Keratoplasty in Children. Am J Ophthalmol. 2016 Nov; 171:95–100.

116. Hos D, Matthaei M, Bachmann BO, Cursiefen C. et al. Immune reactions after modern lamellar (DALK, DSAEK, DMEK) versus conventional penetrating corneal transplantation. Prog Retin Eye Res. 2019 Nov; 73:100768

117. Alldredge OC, Krachmer JH. Clinical types of corneal transplantat rejection. Their manifestations, frequency, preoperative correlates and treatment. Arch. Opthalmol.1981;99:599

118. Williams KA, Lowe MT, Keane MC et al. The Australian corneal graft registry 2012 report. SnapPrinting Adelaide (2012); S. 235–242

119. Xavier Dos Santos Araújo ME, Santos NC, Souza LB, Sato EH, de Freitas D. Primary Pediatric Keratoplasty: Etiology, Graft Survival, and Visual Outcome. Am J Ophthalmol. 2020 Apr; 212:162–168.

120. Seitz B, Naumann G.Seitz B, et al. Keratoplasty in Children. Klin Monbl Augenheilkd. 2013 Jun;230(6):587–94

121. Anwar HM, El-Danasoury A. Endothelial keratoplasty in children. Curr Opin Ophthalmol. 2014 Jul; 25(4):340–6.

122. Yang F, Hong J, Xiao G, Feng Y, Peng R, Wang M, Qu H. Descemet Stripping Endothelial Keratoplasty in Pediatric Patients with Congenital Hereditary Endothelial Dystrophy. Am J Ophthalmol.2020 Jan; 209:132–140.

123. Basu S, Sangwan VS. Pediatric lamellar keratoplasty. Ophthalmology.2011 Sep; 118(9):1900–1; author reply 1901–2.

124. Gonnermann J, Klamann MK, Maier AK et al. Descemet membrane endothelial keratoplasty in a child with corneal endothelial dysfunction in kearns-sayre syndrom. Cornea; (33): 1232–1234

125. Price FW, Jr., Hanna SI (1995) Bilateral penetrating autokeratoplasty. J Refract Surg 11:494–496
126. Bourne WM, Brubaker RF (1978) A method for ipsilateral rotational autokeratoplasty. Ophthalmology 85:1312–1316
127. Arnalich-Montiel F, Dart JK (2009) Ipsilateral rotational autokeratoplasty: a review. Eye (Lond) 23:1931–1938
128. Bertelmann E, Hartmann C, Scherer M et al. (2004) Outcome of rotational keratoplasty: comparison of endothelial cell loss in autografts vs allografts. Arch Ophthalmol 122:1437–1440
129. Jonas JB, Rank RM, Budde WM (2001) Autologous ipsilateral rotating penetrating keratoplasty. Am J Ophthalmol 131:427–430
130. Aquavella JV, Gearinger MD, Akpek EK, McCormick GJ. Pediatric keratoprosthesis. Ophthalmology. 2007 May;114(5):989-94.
131. Matthaei M, Bachmann B, Hos D, Siebelmann S, Schaub F, Cursiefen C. Technik der Boston-Typ-I-Keratoprothesen-Implantation: Videobeitrag. Ophthalmologe. 2019 Jan;116(1):67–72.
132. Schaub F, Neuhann I, Enders P, Bachmann BO, Koller B, Neuhann T, Cursiefen C. Boston-Keratoprothese: 73 Augen aus Deutschland: Übersicht der Erfahrungen aus zwei Zentren. Ophthalmologe. 2018 Sep;115(9):744–753.

Printed in the United States
by Baker & Taylor Publisher Services